FORMULAIRE

MAGISTRAL.

FORMULAIRE MAGISTRAL,

A L'USAGE DES ÉLÈVES EN MÉDECINE,

EN CHIRURGIE ET EN PHARMACIE ;

RECUEILLI PAR C. L. CADET DE GASSICOURT,

Chevalier de l'Empire, Pharmacien ordinaire de S. M. l'Empereur et Roi, Membre de la Société de Médecine et du Conseil de Salubrité de la ville de Paris ; de la Société de Pharmacie et de celle d'Encouragement pour l'Industrie nationale ; Associé correspondant des Académies de Madrid, Turin et Florence ; de la Société de Médecine, Chirurgie et Pharmacie de Bruxelles ; de celles de Liége, Strasbourg, Lyon, Rouen, etc., etc.

SUIVI D'UN

MÉMORIAL PHARMACEUTIQUE,

ET ENRICHI DE NOTES PAR M. PARISET,

Docteur en Médecine, Membre du Conseil de Salubrité, et de la Société de Médecine de la ville de Pa

~~~~~~~~

A PARIS

CHEZ NICOLAS, IMPRIMEUR-LIBRAIRE,

Rue du Vieux-Colombier, N° 26, F. S.-G.

1812.
~~~~~~~~

PRÉFACE.

LE désir de soulager ou de prévenir
les maux que tout homme en naissant
est condamné à souffrir, a créé l'art par
lequel on reconnaît dans la nature les
substances qui, simples ou mélangées,
pures ou modifiées, peuvent servir de
remèdes. L'empirisme fut le premier
guide, la crédulité le premier juge, et
dans cette aveugle expérience, l'obser-
vateur, d'abord égaré par les idées su-
perstitieuses qui attribuaient la plupart
des maux à la maligne influence des
astres ou des divinités, a cherché à leur
opposer ce qui, dans le système des
cultes, semblait contraire à leur maligne
influence. La pharmacie et la médecine
sont nées en même tems, et furent long-
tems confondues (1). Que leur berceau

<hr>

(1) Chez les Grecs, même du tems d'Epicure, on
donnait aux apothicaires le nom de *médecins séd ntaires*,
ἐπιδίφριοι ἰατροὶ, parce qu'ils attendaient les malades

ait été en Egypte, en Chine, en Arabie, ou dans la Chaldée, peu importe; l'art de guérir a d'abord été entre les mains des prêtres, des poëtes et des jongleurs. C'est dans les temples qu'on apportait les malades; c'est sur les murs des temples qu'on écrivait en Egypte les remèdes qui avaient réussi. L'administration de ces remèdes était toujours accompagnée de cérémonies, de conjurations, de prières; tantôt on donnait des substances inertes, tantôt des substances actives. On trouve encore dans l'Inde cette médecine primitive et religieuse. Le *Gourou*, près du Gange, est prêtre et guérisseur.

Tel est l'empire des préjugés, que le progrès des sciences physiques n'a pu bannir de la matière médicale un grand

----

assis dans leurs boutiques. Aristote fit quelque tems ce métier, dit James, (*Dict. de Médecine*, t. I, p. 52.) Ce fut aussi celui d'*Eudamus* et d'un certain *Chariton*, de qui Galien a tiré quelques descriptions de médicamens.

nombre de remèdes insignifians qui ont été jadis adoptés par la superstition. On a bien consenti à rejeter comme moyens curatifs à la disposition des hommes, les cérémonies, les prières, les conjurations; mais on a laissé, dans les traités les plus récens, le nom de plusieurs substances sans propriétés reconnues ou spéciales : *les nids d'alcyon, les pierres d'aigle ou d'hirondelle, les yeux d'écrevisses, les ongles d'élan, les bézoards, l'usnée*, et tant d'autres qui, depuis long-tems, auraient dû disparaître. Ce n'est même que très-récemment qu'on a soumis à une analyse assez exacte les remèdes héroïques, choisis parmi les médicamens simples. Le quinquina, l'opium, les cantharides, et quelques autres, sont mieux connus qu'ils ne l'étaient. Cependant on n'a point encore appliqué à la clinique les résultats de ces examens chimiques, et l'analyse que n'ont point confirmée les observations pratiques, ne peut être regardée comme complète.

En lisant l'histoire de la médecine, on voit la matière médicale, (cette partie de l'art de guérir qui consiste à classer les médicamens simples , d'après leurs propriétés , après avoir tracé leur histoire naturelle), prendre une forme déjà régulière dans les écrits de Dioscoride , où l'on ne trouve plus les idées fabuleuses de Nicandre. Galien vint ensuite, et fit faire de grands progrès à la pharmacie, dont les formules composées se multiplièrent sous Aëtius, Rhasès, Avicenne, Averrhoës, et autres, qui adoptèrent la polypharmacie des Egyptiens et des Arabes. La renaissance des lettres et de la médecine hippocratique apporta quelques changemens dans la préparation des médicamens, mais ne les a pas simplifiés. L'alchimie, au contraire, enseigna des combinaisons nouvelles, et depuis Paracelse jusqu'à Stahl et Boerhaave, la pharmacie se compliqua de plus en plus. On sembla adopter en principe que plus un médicament est composé, plus il a de propriétés. Après avoir accumulé les substances sans obtenir de plus grands effets, les médecins se sont jetés dans l'extrême opposé, et ont vanté exclusivement les substances simples.

Rien de plus raisonnable, sans doute, que l'opinion des praticiens qui pensent que le moyen le plus certain de connaître l'action des médicamens sur nos organes est de les simplifier. Il faut en convenir, la théorie de toutes les sciences physiques indique cette marche; mais pour la suivre doit-on proscrire brusquement la polypharmacie ? Ne vaut-il pas mieux l'éclairer? En médecine comme en politique les révolutions, pour n'être pas funestes, doivent s'opérer très-lentement. Il faut aller pas à pas, toujours guidé par l'expérience, réformer prudemment, et ne pas se laisser séduire même par l'évidence des vérités théoriques, parce qu'il y a souvent loin de la théorie à la pratique. Les anciennes

opinions difficiles à déraciner comman-
dent la prudence. Les succès incontes-
tables qu'ont obtenus les médecins les
plus célèbres en employant des remèdes
composés, donnent le désir de suivre la
méthode qui leur a réussi ; et telle est
la faiblesse humaine, qu'un médecin
est toujours plus ou moins forcé de con-
descendre aux volontés, aux caprices,
aux préjugés de la plupart des malades
impatiens, qui, n'étant point à la hau-
teur des connaissances modernes, s'ima-
ginent qu'on les néglige, ou qu'on ne
connaît pas leurs maux quand on ne leur
prescrit que des substances simples. Dans
le monde, la plupart des gens aisés se
piquent d'avoir des notions générales ;
ils croient à la médecine aussi fermement
que le malade de Molière ; ils jugent
le savoir de leurs médecins sur la lon-
gueur ou la multiplicité de leurs ordonnances ; et tel praticien très-éclairé qui
dédaignait de faire à ses malades un
roman de leurs maladies, a vu diminuer

rapidement sa clientelle, parce qu'il a
.estreint ses prescriptions au petit nombre de médicamens dont l'effet peut
être prévu, calculé, et regardé comme
certain.

Mais, dira-t-on, le médecin qui connaît ses devoirs, qui honore sa profession, toujours guidé par l'amour de l'hu-
manité, ne cède pas à des considérations
d'intérêt personnel : il ne suit que sa
conscience, il n'ordonne à son malade
que les médicamens qu'il connaît, et
dont il a étudié les propriétés : or, on
pense qu'il est toujours plus facile de
déterminer l'action d'une substance simple que d'une substance composée. C'est
sur ce principe que les antagonistes de
la polypharmacie ont établi tout leur
système. Avant de le combattre, et pour
l'apprécier à sa juste valeur, il est utile
de reproduire leurs objections dans toute
leur force.

« Le mélange et la confusion dans les

» médicamens, disent-ils (1), est un des
» plus grands obstacles que la médecine
» ait à surmonter pour son avancement.
» Tant qu'on fera usage des remèdes com-
» posés de la pharmacopée galénique,
» on ne pourra jamais rien savoir sur
» leurs véritables propriétés. L'ancienne
» école de Cos employait des remèdes
» simples (2); elle ne présentait aux ma-
» lades qu'un seul médicament, et ne
» les administrait que l'un après l'autre,
» lorsque des circonstances exigeaient
» qu'on en changeât la nature. Si l'on ne
» renonce à ce luxe dangereux, la science
» restera dans l'état où elle est; accablée
» de prétendues richesses, elle ne pourra
» en faire aucun usage. Au lieu d'élec-
» tuaires fameux, de décoctions com-
» posées, d'opiats précieux, de pilules
» multipliées ; une matière minérale,

---

(1) Fourcroy : l'Art de connaitre et d'employer les
médicamens, tome Ier, pag. 446.

(2) C'est une erreur, on trouve dans Hippocrate
beaucoup de préparations composées.

» végétale ou animale en substance, des
» sels dont la nature est bien connue,
» quelques préparations chimiques sim-
» ples, voilà ce qui doit constituer la
» matière médicale. »

Et ailleurs :

« L'état comme stationnaire de l'art de
» guérir est dû en partie à la *polyphar-*
» *macie*. On est toujours dans l'usage de
» prescrire plusieurs substances à-la-fois
» dans les moindres formules, et lors-
» qu'un médicament composé a produit
» un bon effet, il est impossible de dé-
» cider à quelle substance parmi celles
» qui entrent dans sa composition est dû
» cet effet. Il est donc nécessaire de n'em-
» ployer qu'une substance à-la-fois, de
» la donner d'abord à petite dose pour en
» connaître les propriétés, d'augmenter
» peu-à-peu la quantité, et de la porter
» jusqu'à celle qui est nécessaire pour
» obtenir l'action la plus forte dont elle
» est susceptible. C'est par des procédés
» pareils qu'on est parvenu à fixer l'ad-

» ministration de l'antimoine , du mer-
» cure, etc. »

Quelques médecins assurent qu'avec douze à quinze substances simples et telles que la nature les donne , ils peuvent traiter toutes les maladies chroniques , aiguës , internes , externes...... traiter, c'est-à-dire, guérir. Si cela est, la médecine n'a plus de progrès à faire , et la thérapeutique ne sera plus une étude difficile. Il faut nous féliciter d'une si grande découverte , brûler tous les formulaires, toutes les pharmacopées, fermer les laboratoires, les officines , et conserver seulement dans chaque ville un droguiste honnête qui puisse vendre au détail et à tout venant, les quinze substances douées de si belles propriétés. Mais comme beaucoup de praticiens respectables ne reconnaissent pas encore le bienfait de cette grande simplification, comme cette *oligo-pharmacie* n'a pas l'assentiment général, on peut encore l'examiner et demander à ses partisans *ce qu'ils entendent par remède simple.*

Il n'y a point d'équivoque si l'on désigne par-là l'exercice dans ses différentes espèces, l'application ou la soustraction du calorique, de la lumière, de l'électricité, du magnétisme (en lui supposant une action sur nos organes), les frictions sèches, les lotions avec l'eau pure, les bains, etc.; mais dès que l'on cite une substance organique ou minérale quelconque, le chimiste vous arrête, et dit : *Il n'y a aucun médicament simple.* Telle préparation, très-composée en apparence, n'admet pas d'autres élémens, d'autres principes que ceux qui sont contenus dans une seule substance prise isolément. L'action d'un médicament simple, c'est-à-dire, d'une substance *unique,* est toujours *mixte* bien que *spéciale;* et souvent un médicament composé agit comme agirait un médicament simple qui aurait la même propriété. Il serait peut-être aussi difficile de substituer une substance simple à la thériaque, qu'une substance composée au mercure. L'action est *une* de part et d'autre, et relativement à l'action tous les médicamens pourraient être considérés comme *simples*. Dans la dynamique, nous voyons une sphère frappée par différens corps à-la-fois tracer toujours une diagonale, soit qu'elle obéisse à deux ou à vingt impulsions simultanées ; de même dans l'action des médicamens *les causes sont multiples, l'effet est un.*

Pour éclairer encore plus cette question importante, appliquons ce que nous venons de dire à quelque substance regardée comme simple en médecine : à un gaz, à un sel.... Sait-on si un gaz agit par son radical ou par le calorique, la lumière et l'électricité qu'il contient; si dans un sel tel que le nitre, l'action est due à l'oxigène, à l'azote, ou au *potassium ?* Le *modus agendi* des médicamens est donc aussi mystérieux, soit qu'on employe des substances isolées, soit qu'on fasse usage des remèdes composés (1). On ne peut en trouver la raison dans l'action particulière des élémens composans, d'où il résulte qu'il n'y a pas véritablement de succédanées en médecine, comme il n'y a pas de parfaits synonymes dans les langues.

L'analyse chimique a été jusqu'ici de peu de secours, sur-tout lorsqu'elle a été appliquée aux médicamens extraits des végétaux, et c'est le plus grand nombre. En effet, de quelle utilité est-il pour la médecine de savoir que l'opium, la ciguë, l'euphorbe, le quinquina, ainsi que le sucre, la gomme, la farine, offrent, pour derniers résultats, de l'oxigène, du carbone, de l'hydrogène, et que les propriétés si différentes de ces substances dépendent uniquement des proportions

---

(1) Les plus savans médecins n'ont pu donner encore une meilleure raison de l'effet narcotique de l'opium, que celle donnée par le fameux comique, *Opium facit dormire quia est in eo virtus dormitiva.*

variées de ces principes (1). Que conclure de pareils faits, si ce n'est que les médicamens doivent être admis ou rejetés d'*après l'expérience médicale*, et que si cette règle est reçue et pratiquée pour les remèdes simples, il n'y a pas de raison pour qu'elle ne le soit pas pour les composés?

Nous ne sommes plus au tems où l'on croyait que, dans un mélange pharmaceutique, chaque corps agissait d'après ses propriétés particulières et spécifiques; que l'un allait ranimer le cerveau, tandis que l'autre fortifiait l'estomac, et qu'un troisième épurait le sang, etc. Nous ne pensons plus qu'il faille toujours

---

(1) Il ne faut pas croire pour cela que l'analyse chimique soit entièrement inutile à la médecine; elle lui a déjà rendu de grands services. On lui doit la théorie de la respiration, la connaissance de la formation des calculs, celle des altérations que subissent l'urine et les os, etc. La chimie a expliqué quelques propriétés de végétaux analogues, et comme l'analyse végétale fait tous les jours de nouveaux progrès, on peut espérer des applications encore plus heureuses.

composer une formule avec une base, agent principal, un ou deux adjuvans, un correctif, un excipient. Ces idées systématiques sont abandonnées; mais on sait que tel médicament peut être modifié dans ses effets par un autre; que l'opium et le quinquina, par exemple, lorsqu'ils sont unis, agissent d'une manière différente que lorsqu'ils sont séparés, que l'émétique devient purgatif lorsqu'il est associé à certain sel. L'empirisme a appris que des préparations très-compliquées, telles que la thériaque, le diascordium, le sirop anti-scorbutique, ont des propriétés qu'on ne trouve dans aucune substance simple, d'où l'on peut conclure qu'il faut nécessairement admettre en médecine comme en chimie cette loi : *les composés ont des propriétés nouvelles et différentes de leurs composans.*

Pour procéder avec méthode et se former une bonne théorie sur les médicamens, il faudrait essayer toutes les substances regardées comme simples, puis les combiner d'après les indications deux à deux, trois à trois, pour avoir des composés. Qu'en résultera-t-il ? On en sait assez pour pouvoir affirmer d'avance qu'il n'y a pas d'analogie entre l'action des composans et l'action des composés ; on ne saurait donc conclure de l'une à l'autre, et tout se réduit pour toutes deux à des actions propres, individuelles, indépendantes, une et spéciales, quoique mixtes. D'où il suit nécessairement que les succès obtenus par des médicamens composés, *souvent éprouvés*, peuvent être regardés comme autant d'expériences faites, et puisque nous regardons l'expérience médicale comme le seul arbitre qui puisse décider la question, l'expérience ayant sanctionné des remèdes composés, il nous semble qu'on est suffisamment autorisé à les employer dans la pratique.

Nous concluons de tout ce qui précède, qu'il est permis, qu'il est utile de faire un choix de formules accréditées par le long usage des maîtres célèbres. Sans doute il faut réformer la polypharmacie; il faut faire disparaître des formules les substances inertes que l'ignorance et la superstition y avaient entassées; il faut n'employer que des substances connues et de bon choix, ne point associer celles qui se détruisent mutuellement; mais il faut conserver et respecter les remèdes composés qui ont eu des succès constatés dans les mains des grands praticiens, au moins jusqu'à ce que l'expérience ait donné des moyens aussi sûrs et plus simples.

Les pharmacopées existantes sont très-nombreuses, très-variées. Chaque pays, chaque école a la sienne; il en est de très-volumineuses; mais il n'en est pas qui réunissent les formules des médecins modernes, formules répandues dans des mémoires, dans des traités particuliers, ou des ouvrages périodiques. Beaucoup de ces prescriptions ont eu de la vogue, ont acquis une réputation fondée sur celle de leurs inventeurs, et peu-à-peu elles sont tombées en désuétude, ou ont été altérées, parce qu'on ne les a pas soigneusement recueillies dans un *codex*. Les médecins qui veulent les prescrire, ne savent souvent où les prendre : ils les ordonnent quelquefois sur le simple nom de leurs auteurs, et le pharmacien qui n'a pas toujours une grande bibliothèque à sa disposition, est embarrassé pour trouver la formule et l'exécuter. C'est donc rendre un service égal aux praticiens et aux apothicaires, que de réunir celles qui sont le plus fréquemment demandées.

On ferait un immense volume si l'on voulait publier un recueil complet des prescriptions magistrales qui ont été imprimées séparément, prônées, recommandées ; mais ici l'abondance serait plus nuisible que la disette, et il était nécessaire de se borner à un choix raisonné. C'est moins dans les ouvrages des médecins que dans les ordonnances qui, depuis quarante ans, ont été exécutées dans l'officine de mon père et dans la mienne, que j'ai choisi celles qui m'ont paru les plus usitées, et dont l'indication était la plus précise. Telles sont celles de *Maloët, Fouquet, Tronchin, Bouvard, Barthez*, etc. etc. Mais c'est en lisant les écrits des médecins étrangers que j'ai recueilli celles de *Franck, Brown, Huxam, Willis, Pringle, Quarin, Swediaur*, etc. Elles étaient peu répandues dans les officines; plusieurs d'entr'elles cependant, adoptées par quelques maisons de pharmacie, y étaient regardées comme des propriétés. Dans notre profession, il ne doit pas y avoir de secret, et loin de me savoir mauvais gré de l'exemple que je donne, j'ose croire qu'il sera jugé favorablement et suivi.

Comme ce recueil n'est pas une pharmacopée méthodique, mais un simple *compendium*, dont l'unique but est d'éviter aux médecins et aux pharmaciens les recherches longues et pénibles, j'ai suivi l'ordre alphabétique le plus commode de tous ; et pour ne point faire de cet ouvrage un manuel populaire où tout malade pourrait choisir et préparer le médicament qu'il croirait lui convenir, je suis entré le moins possible dans les détails de la manipulation, afin que ces formules ne pussent être employées que par les médecins et préparées par les pharmaciens, qui, sur le seul énoncé des substances, doivent savoir quelles sont les opérations nécessaires à l'exécution de l'ordonnance.

Pour faciliter l'usage de ce formulaire, j'ai pensé qu'il fallait y joindre trois tables : la première, celle des auteurs à qui l'on doit les formules ; la seconde, celle des prescriptions ; la troisième, celle des maladies auxquelles les médecins les ont principalement destinées. Ainsi, pour donner un exemple, la *potion anti-émétique du **D**. **Rivière*** se trouvera dans la première table sous le nom de *Rivière;* dans la seconde, au rang des *Potions;* dans la troisième, à l'article *Vomissement.*

J'ai hésité long-tems à mettre à la suite de ce formulaire le *Mémorial pharmaceutique* qui le termine; j'ai craint qu'on ne m'accusât de m'immiscer dans un art qui m'est étranger, et d'oser indiquer un mode de traitement en classant les médicamens par maladies. Je n'ai pas eu cette prétention ridicule et dangereuse : je déclare même à ceux qui seraient tentés de consulter ce Mémorial comme on consulte un livre de médecine, qu'ils s'exposeraient aux plus funestes erreurs. Il faut être médecin exercé pour choisir avec discernement dans une série de médicamens affectés à un genre de maladie, celui qui convient à l'espèce que l'on veut traiter. Un remède excellent dans telle fièvre, dans telle phlegmasie, est inutile ou dangereux dans une maladie du même genre, s'il y a des contre-indications ou des complications qu'on ne peut juger quand on n'est pas médecin. D'ailleurs, l'âge, le sexe, le climat, le tempérament, et beaucoup d'autres considérations peuvent faire modifier la dose d'une prescription. Pour que les médecins seuls puissent se servir de cette partie de l'ouvrage, je préviens tout lecteur que je n'ai suivi dans l'ordre du Mémorial aucune des méthodes curatives; d'abord parce qu'il ne m'appartenait pas de les juger, ensuite parce que cela n'entrait pas dans mon plan. Je n'ai voulu, dans cette nomenclature, qu'aider les praticiens, dont la mémoire, quelqu'étendue qu'elle soit, ne peut avoir toujours présente la série des remèdes employés dans toutes les maladies, et sur-tout les différentes doses auxquelles on les prescrit. J'ai voulu leur rappeler les préparations contenues dans ce formulaire, et donner aux pharmaciens connaissance de celles qu'on pourrait leur demander. J'ai pensé que cette espèce de tableau ne serait pas inutile à l'étudiant en médecine, parce qu'en comparant les différentes préparations indiquées pour le même cas , il remarquerait les substances dans lesquelles on a le plus de confiance , celles qu'on leur associe communément, les formes variées sous lesquelles on les présente aux malades. Ce rapprochement peut donner aux médecins des idées de réforme ou de perfectionnement. La classification des médicamens par maladies n'est pas une chose nouvelle; plusieurs pharmacopées en offrent l'exemple; je n'ai fait que les imiter, et ce sont les médecins que j'ai cités qui m'ont fourni les indications. J'ai cru pouvoir dire, les praticiens prescrivent ordinairement dans l'hémoptysie *la conserve de rose, l'élixir de minsicht, l'extrait de cachou,* etc. puisque dans les formulaires où l'on donne le mode de préparation de ces médicamens, les médecins ne manquent pas d'ajouter qu'ils sont employés dans *l'hémoptysie.*

J'insiste sur cette explication, parce que le plus grand chagrin que pourrait me causer la malveillance serait de me prêter le dessein d'empiéter dans mes écrits sur le domaine de la médecine. Comme il n'y a nul mérite à publier un simple recueil de formules que je dois à cent auteurs, je n'ai pu avoir pour but que l'utilité publique, sans tirer aucune gloire d'un travail qui ne demandait que de la patience et de l'exactitude.

TABLE DES AUTEURS

CITÉS

DANS LE FORMULAIRE MAGISTRAL.

A.

B.

H.

J.

K.

L.

Q.

FORMULAIRE
MAGISTRAL.

FORMULES.

BAIN D'ÉAU MINÉRALE
SULFUREUSE ARTIFICIELLE.

(Imitant celles de Barèges.)

℞ Hydrosulfure de potasse liquide
et bien saturé. . . . . ℥ viij
Sulfure de potasse sec. . . . . ℥ ij
—— de chaux liquide et bien
saturé.. . . . . ℥ viij
Eau commune. . . . . ℥ viij

On fait dissoudre le sulfure de potasse sec
dans la quantité d'eau commune indiquée
ci-dessus. On ajoute cette dissolution aux
deux autres liqueurs précédentes, et aussitôt

il se forme un précipité qu'on sépare par la filtration.

Deux onces de cette liqueur suffisent pour un bain de douze voies d'eau. Lorsqu'on commence l'usage des bains sulfureux, on n'emploie ordinairement qu'une once et demie, sauf à l'augmenter ensuite graduellement jusqu'à deux onces et demie.

MM. Planche et Boullay, pharmaciens de Paris, ont indiqué une autre méthode pour imiter les eaux de Barèges. Voici leur formule :

2 Sulfure hydrogéné de soude
　　　concentré à 25° de l'hydrom. ℥ x
　　Solution saline gélatineuse. . . ℥ iv

On mêle le tout à l'eau du bain, au moment de s'en servir. On compose la solution saline gélatineuse avec

Sulfate de soude. . . . . $\Big\}$ aã ℥ iv
Muriate de soude. . . . .

Carbonate de soude.. . . $\Big\}$ aã ℥ j
Colle de Flandre. . . . .

Pétrole rectifié. . . . gouttes xx
Eau distillée. . . . . ℔ j

On dissout et l'on filtre.

BAUME DE GENEVIÈVE.

℞ Huile d'olive. . . . . ℔ iij
Cire jaune neuve en petits
    morceaux. . . . . . . } aā ℥ viij
Eau de rose. . . . . }
Bon vin rouge. . . . . ℔ iij
Santal rouge en poudre. . . ℨ ij

On met le tout dans une terrine de terre
vernissée. On laisse bouillir pendant une
demi-heure en remuant la matière avec une
spatule de bois. On ajoute,

    Térébenthine de Venise fine. ℔ j

On incorpore le tout avec la spatule pendant une ou deux minutes ; on retire le vaisseau du feu, et quand le baume est un peu
refroidi, on y jette,

    Camphre en poudre. . . . . ℨ ij

On remue avec la spatule, on coule ensuite le baume à travers un linge, et on laisse
reposer jusqu'au lendemain. On exprime l'eau
qu'il pourrait contenir, et on le met dans un
vase de faïence pour le conserver.

On applique ce baume sur les ulcères, sur
les parties gangrénées, meurtries, blessées ;
on couvre la plaie de papier brouillard et on

renouvelle l'application deux fois par jour.
On en fait un grand usage en Angleterre.

BAUME SAXON.

℞ Huile distillée de lavande.
———— de succin. . . . . . } $\tilde{a}a$ ʒj ß
———— d'origan.. . . . . .
———— de marjolaine.. . . .
———— de sauge. . . . . . } $\tilde{a}a$ ʒj
———— de romarin. . . . .
———— de macis. . . . . .
———— de menthe.. . . . . } $\tilde{a}a$ Ɔij
———— de rhue.. . . . . .
———— de muscade. . . . . . ʒiv ʒj

On fait le mélange à froid. Ce baume sert
à frotter les membres des enfans faibles : quelquefois on leur en fait prendre quelques gouttes
sur du sucre pour faciliter leur digestion.

BAUME DE RICOUR. *Voyez* ONGUENT.

BAUME ACOUSTIQUE.

℞ Huile d'amandes douces.. . . ʒj
Fiel de bœuf. . . . . ʒij
Baume de Fioraventi. . . . . ʒß
M. S. A.

On introduit ce baume dans l'oreille à l'aide

d'une mèche , dans les cas de surdité accidentelle.

BAUME OPODELDOCH.

Prenez des os , concassez-les , faites-les bouillir dans s. q. d'eau jusqu'à ce qu'il paraisse à sa surface un corps onctueux de la nature de la graisse. Passez la décoction au travers d'un tamis , mettez-la dans un vase de terre. Par le refroidissement la gélatine des os se précipite et la graisse se sépare. Faites fondre cette dernière à une douce chaleur , et filtrez-la. D'une autre part ,

℞ Potasse du commerce.. . . . . ℔j
  Chaux vive. . . . . ℔ij
  Eau , s. q.

Faites une forte lessive. Filtrez , rapprochez la liqueur jusqu'à ce qu'un flacon contenant trois onces d'eau , pèse quatre onces rempli avec cette liqueur.

℞ Graisse obtenue des os. . . . ℔j
  Potasse caustique.. . . . . . ℔ß ℨj

Faites le mélange peu-à-peu sur un feu doux jusqu'à ce que le savon soit bien formé , et que refroidi il se dissolve en entier dans l'eau.

Dissolvez ensuite dans trois pintes d'eau bouillante ,

     Sel marin.. . . . . ℥vj

Filtrez et faites-y fondre votre savon. Lorsqu'il est froid , coupez-le en morceaux carrés que vous laisserez exposés à l'air pendant quelque tems pour le priver d'humidité.

  2. Savon ci-dessus.. . . . . ℥ij
     Alcohol rectifié.. . . . . ℥xij
     Eau distillée . . . . ℥ij
     Camphre purifié. . . . . ꒲vj

Faites s. l. le mélange dans un matras. Recouvrez-le d'une vessie en observant de la perforer , pour laisser une issue à l'air.

Faites fondre le mélange au bain-marie ; filtrez-le encore chaud ; laissez-le refroidir un peu , et ajoutez-y ,

     Essences de romarin.. . . . . ꒲ij ℈ij
     ———— de thym. . . . . . . ℈ij
     Ammoniaque liquide.. . . . . ꒲ij

Dans cet état vous le coulez dans des flacons à large ouverture.

Le baume opodeldoch est employé en frictions dans les foulures , les entorses , les douleurs rhumatismales.

BAUME DU CHEVALIER DE LA BORDE,
OU DE FOURCROY.

℞ Huile d'olive. . . . . ℔ iv ℥ij

Poudres de racine d'angéliq.⎞
—— de scorsonère. . . ⎬ aā ℥viij
——— d'hypericum. . . . ⎪
—— de baies de lierre. . ⎠

Faites cuire sur un feu très-doux , laissez macérer pendant la nuit ; remettez le lendemain sur le feu , et lorsque l'huile sera prête à bouillir , ajoutez ,

Thériaque. . . . . ⎞
Safran . . . . ⎬ aā ʒij
Extrait de genièvre. . . . ⎠
Aloès.. . . . . ʒj

Faites cuire , passez au travers d'un linge , laissez reposer quelques heures , remettez sur le feu et ajoutez ,

Térébenthine. . . . . . . ℥x

Chauffez jusqu'à ce qu'il ne se manifeste plus d'odeur de térébenthine. Alors retirez du feu et ajoutez ,

Poudres d'oliban. . . . . ⎞
—— de storax. . . . . . ⎬ aā ʒj ß
—— de benjoin. . . . . ⎠
Remuez jusqu'à ce que le baume soit refroidi.

On emploie ce baume pour les gerçures de la peau, les crevasses au sein, pour cicatriser les plaies.

Il réussit aussi quelquefois dans certaines douleurs rhumatisantes.

BAUME TRANQUILLE DU D. CHOMEL.

℞ Feuilles vertes de jusquiame.
—— de langue de chien. . $\Big\}$ aa ℔j
—— de nicotiane. . . . .

Faites bouillir dans trois pintes de *vin* jusqu'à ce qu'il n'en reste plus que deux ou environ ; passez et exprimez fortement ; joignez à ce suc autant de bonne *huile d'olive*. Faites bouillir le tout sur un feu doux jusqu'à réduction à la moitié, modérez le feu pour que l'huile ne brûle pas et ne noircisse pas. Versez ensuite doucement cette huile dans une terrine. On laissera refroidir, et on décantera l'huile claire que l'on conservera dans des bouteilles.

On en graisse avec une plume fine les glandes de la gorge, de deux heures en deux heures, dans les esquinancies. On l'emploie aussi en friction dans les douleurs rhumatisantes et nerveuses.

BAUME DE VIE EXTERNE.

Voyez LINIMENT STIMULANT ANGLAIS.

BAUME ANODYN DE BATES.

℞ Savon médicinal. . . . . ℥ j
 Opium crud . . . . ℨ ij
 Alcohol rectifié. . . . . ℥ ix

On laisse digérer le tout à une douce tem-température pendant trois jours; on passe la liqueur et on y ajoute,

 Camphre. . . . . ℨ iij

On en frotte les parties affectées de douleurs rhumatismales, et on applique des compresses trempées dans ce baume.

[Lorsqu'elles sont devenues chroniques. P.]

BAUME DE VIE DE LELIÈVRE,

OU ÉLIXIR DE SPINA.

℞ Agaric. . . . .
 Racine de zedoaire. . . . } aã ℥ ij
 Myrrhe . . . .
 Aloès succotrin . . . . . } aã ℥ j
 Thériaque . . . .
 Rhubarbe. . . . . ℨ vj
 Racine de gentiane. . . . . . ℨ iv
 Safran. . . . . ℨ ij
 Sucre . . . . ℥ iv
 Eau-de-vie. . . . . ℔ ij

Cet élixir est un fort bon vermifuge , un stomachique très-chaud; il provoque un peu la transpiration. La dose est depuis 1 scrupule jusqu'à 1 gros.

BAUME DE VIE D'HOFFMANN.

℞ Huile essentielle de lavande.
   —— de marjolaine . . .
   —— de girofle . . . . .
   —— de macis. . . . . . $\tilde{a}a$ Ɖ j
   —— de cannelle . . . .
   —— de citrons . . . . .

Huile essentielle de rhue.
   —— de succin rectifiée . $\tilde{a}a$ Ɖ ß
Ambre gris. . . . .
Alcohol. . . . . ʒ x

On fait le mélange dans un matras ; on laisse digérer le tout en agitant de tems en tems , jusqu'à ce que l'ambre soit dissous; on filtre , et on le conserve dans un flacon bouché à l'émeri.

On emploie ce baume à l'extérieur pour fortifier les muscles. On en donne quelquefois à l'intérieur dans les coliques dyssentériques. La dose est depuis dix gouttes jusqu'à un demi-gros.

[Dans les coliques dyssentériques légères produites sur-tout par les suppressions de transpiration. Ce remède doit être secondé par la douce fomentation du lit. (*Voyez* Stoll.) P.]

~~~~~~

BIÈRE STOMACHIQUE ANGLAISE.

℞ Racine de gentiane. . . . . . . ℥ iv
Ecorce de citron. . . . . ℥ iij
Cannelle. . . . . ℥ ij
Aile (1). . . . . huit pintes.

Coupez ces ingrédiens en petits morceaux et laissez infuser à froid pendant deux ou trois jours.

La dose est d'un verre matin et soir.

BIÈRE DIURÉTIQUE ANGLAISE.

℞ Graine de moutarde . . . ⎱
Baies de genièvre concas. ⎰ ãa ℥ viij
Graines de daucus carotta. . . ℥ vj
Petite aile nouvelle. . . . 40 pintes

Cette boisson est prescrite dans les maladies de vessie et dans l'hydropisie commençante.

---

(1) *Aile*. On appelle ainsi une bière légère qui contient très-peu de houblon.
~~~~~~

BIÈRE PURGATIVE ANGLAISE.

℞ Séné . . . . ℥ iv

Sommités de pet. centaurée. ⎫
——— d'absynthe. . . . . . ⎬ aa ℥ iij

Aloès succotrin . . . . ℈ iv

Aile. . . . . 4o pintes

On en prend un demi-setier deux fois par jour pour tenir le ventre libre.

BIÈRE ANTI-SCORBUTIQUE,
OU SAPINETTE.

℞ Feuilles récentes de cochléaria. ℥ j ß

Racine de raifort . . . . ℥ ij

Bourgeons de sapin . . . . . . ℥ j

Bière . . . . ℔ iv

La dose est de deux onces par jour, et même plus dans le scorbut.

BIÈRE PURGATIVE DE SYDENHAM.

℞ Polypode de chêne . . . . . . ℔ j

Rhapontic . . . . ⎫
Séné mondé . . . . ⎬ aa ℥ viij
Raisins secs . . . . ⎭

Rhubarbe incisée. . . . . ⎫
Raifort . . . . ⎬ aa ℥ iij

Feuilles de cochléaria . . ⎫
——— de sauge. . . . . ⎬ aa ℥ vj

Oranges coupées . . . . . n° 4

Aile. . . . . 45 pintes

Elle purge doucement. On la donne à la dose d'une pinte le matin, pendant quinze jours, dans les rhumatismes et les fluxions.

BIÈRE CÉPHALIQUE ANGLAISE.

♃ Racine de valériane sauvage. . ℥ x
  Semence de moutarde entière . ℥ vj
  Serpentaire de Virginie . . . . ℥ ij
  Romarin ou sauge . . . . . . ℥ iij
  Bière blanche nouvelle. . . . .℔ LXXX

On donne cette boisson dans les paralysies, les épilepsies et les vertiges. Le malade en boit quatre ou cinq verres par jour.

[Mais il importe de distinguer quelle est la véritable cause de ces maladies. Ce remède ne convient que lorsqu'il s'agit d'exciter et de faire révulsion. P.]

BIÈRE DE QUINQUINA DE MUTIS,

DITE PROPHYLACTIQUE (1).

♃ Quinquina rouge. . . . . ⎫
  ——— gris . . . . ⎬ aã ℥ iv
                              ⎭
  ——— jaune . . . . ℥ viij
  Cannelle. . . . . ʒ iv
  Muscade. . . . . nº I
  Sucre . . . . ℔ viij
  Bière . . . . ℔ 100

---

(1) De προφυλάσσω , *je préserve, je garantis,*

Cette bière est destinée aux convalescens à la suite des maladies aiguës.

BISCUITS PURGATIFS.

℞ Jalap. . . . . ℥ij ʒvj
Sucre. . . . . ℔j
Farine. . . . . ℥ij
Œufs. . . . . n° 24
Pour 60 biscuits.   •

On donne un de ces biscuits à un enfant de quatre à cinq ans pour le purger. On peut en donner deux à un adolescent.

BISCUITS VERMIFUGES.

℞ Sucre en poudre. . . . . ℔ß
Farine. . . . . ℥ij
Semen-contra en poudre. . . . ʒj
Œufs. . . . . n° 6
Essence de citron. . . gouttes xv
Pour 24 biscuits.

On donne un de ces biscuits le matin et un le soir aux enfans qui ont des vers.

BOISSON ANTI-PHLOGISTIQUE (1)
DE STOLL.

℞ Orge mondé. . . . . ℥ij

Faites bouillir, jusqu'à ce qu'il soit crevé, dans une suffisante quantité d'eau.

Ajoutez à la colature qui doit être de deux livres :

  Nitrate de potasse. . . . . . . ℥jß
  Sirop de vinaigre. . . . . . . ℥ij

On en prend une tasse toutes les heures.

Cette boisson convient dans les fièvres inflammatoires, l'esquinancie, etc. Elle est fort analogue à la tisane de Tissot.

BOL DIAPHORÉTIQUE (2)
ANGLAIS.

℞ Résine de gayac en poudre. grains x
Fleurs de soufre.. . . . . . ⎫
Crême de tartre.. . . . . . ⎬ aã   Əj
Sirop commun q. s.   ⎭

---

(1) Ce terme emprunté de l'ancienne chimie a pour racines ἀντὶ, contre, et φλογιστὸς, inflammable. On donne l'épithète d'anti-phlogistique aux remèdes rafraîchissans.

(2) Du grec διαφορητικὸς, qui favorise la transpiration.

On prend ce bol en deux doses dans un
jour. Il convient dans les douleurs de rhumatisme et les maladies de la peau ; on le prescrit aussi dans l'esquinancie.

[Il convient sur-tout dans les rhumatismes
chroniques et dans l'esquinancie catarrhale ,
plutôt que dans l'esquinancie inflamma-
toire. P.]

BOL FORTIFIANT DE DESBOIS.

℞ Poudre de gentiane.. . . ⎫
  —— de zedoaire.. . . . ⎬ aã ℥ xij
de safran.. . . . . ⎭
Baume de copahu. . . . . . . ℨ ij
Elixir de propriété. . . . gouttes xx

Sirop de menthe, quantité suffisante pour
faire vingt-quatre bols. On en donne six par
jour en les partageant en trois doses. Il
convient dans les gonorrhées finissantes , les
flueurs blanches chroniques , et les faiblesses
d'estomac.

BOLS ANTI-SPASMODIQUES (1)
DE BUCHAN.

℞ Serpentaire de Virginie en poudre. ʒj
Camphre. . . . . ⎫
Asa-fétida. . . . . ⎬ âa ℥ x
Opium. . . . . ℥ j
Rob de sureau, q. s.

On donne ces bols à la dose de cinq à six dans les vapeurs histériques, les affections nerveuses, les vertiges.

BOL DIGESTIF DE SMITH.

℞ Ipécacuana. . . . . ℥ ij à iv
Poudre diaromaton. . . . . ℥ x
Sirop de cannelle, q. s.

Pour faire un bol qu'on prend au moment de se coucher.

Ce bol convient aux personnes qui ont l'estomac délabré à la suite d'une dyspepsie (2) ou indigestion.

---

(1) De ἀντὶ, *contre*, et σπασμὸς, r. σπάω. *je contracte.* Anti-spasmodique veut dire contre la contraction involontaire des muscles, produite par une affection nerveuse.

(2) De δὺς, *difficilement*, πέπτω, *je digère.*

BOL DE SWEDIAUR
CONTRE LA PARALYSIE.

♃ Semence de moutarde blanche. . ℥ß
   —— de carvi. . . . . . . ⎱ a͠a g̃ iv
   Cannelle. . . . . ⎰

Pulvérisez et ajoutez :

   Sirop de gingembre, q. s.

Pour faire un bol, on en donne deux par jour, et quelquefois on ajoute quatre gouttes d'huile essentielle de térébenthine.

BOUGIES DE DARAN.

♃ Feuilles de ciguë. . . ⎫
   —— de nicotiane. . . ⎬ a͠a 1 poigné.
   —— de lotier odorant. ⎪
   Fleurs de millepertuis. ⎭
   Huile de noix. . . . . ℔ x
   Fiente de brebis. . . . . . ℔ ij

On écrase la fiente, on la délaye dans l'huile, et l'on y fait cuire les plantes ci-dessus ; on passe la décoction huileuse, on la remet sur le feu avec

   Axonge.. . . . . ⎱ a͠a ℔ iij
   Suif de mouton. . . . . ⎰

On chauffe ; quand le mélange est chaud et bien liquide, on y mêle,

Litharge en poudre, ... ℔ viij

Lorsqu'elle est parfaitement incorporée, on ajoute,

Cire jaune, ... ℔ ij

On continue de remuer jusqu'à ce que le tout paraisse homogène.

On trempe dans cette composition les drapeaux que l'on façonne en bougies.

(*Voyez* les modifications de cette Recette dans la table des matières de la *Médecine domestique* de *Buchan*.)

CATAPLASME ANTHELMINTHIQUE(1).

℞ Feuilles d'absinthe. . . . ⎫
—— de tanaisie. . . . . ⎬ ãa ℥ iij.
Gomme-gutte. . . . . .
Aloès succotrin. . . . . ⎬ ℥j ʒiv ℈j.
Oliban. . . . .
Asa-fétida. . . . . ⎭

Pulvérisez séparément chacune de ces substances ; ajoutez, s'il est besoin, une petite

---

(1) De ἀντὶ, *contre*, et ἕλμινθος, *ver*.

quantité de la poudre d'absinthe, afin de pouvoir plus facilement pulvériser l'asa-féti-da ; mêlez ensuite le tout, et ajoutez une suffisante quantité d'huile d'aspic, pour un cataplasme de consistance un peu ferme.

CATAPLASME ISCHIADIQUE (1)
DE WILLIS.

℞ Graine de moutarde . . . . . . ℥viij
Poivre blanc. . . . . }
Gingembre. . . . . } aã ʒj
Oximel simple q. s. pour faire un cata-plasme.

Ce cataplasme s'emploie dans la sciatique. C'est une espèce de rubéfiant qui souvent fait élever des ampoules sur la peau.

CERAT DE TURNER.

℞ Huile d'olive. . . . . ℔iij
Cire blanche. . . . . . . }
Pierre calaminaire porphy- } aã   ℥vj
risée. . . . . }
Faites fondre la cire dans l'huile, et quand le mélange aura pris un peu de consistance,

____

(1) De ἰσχίον, *haut de la cuisse, hanche.*

ajoutez la pierre calaminaire, agitez long-
tems pour que le mélange soit parfait.

Ce cérat convient contre les brûlures et
les excoriations, quelle qu'en soit la cause.

[Après l'inflammation. P.)

CERAT DE POT.

℞ Litharge. . . . . ℔j
   Vinaigre. . . . . ℔viij
   Savon blanc. . . . . ℥viij

Mêlez ensemble, et faites cuire le mélange
jusqu'à ce que toute l'humidité soit dissipée,
en ayant soin de remuer continuellement ;
ensuite ajoutez :

   Huile d'olive. . . . . } aã ℔j
   Cire jaune. . . . . }

Ce cérat est employé sur les fractures et
les ulcères.

CÉROMEL DU D. AITKEN.

℞ Cire blanche ou jaune. . . . . . ℥j
   Miel. . . . . ℥iv

Faites-les liquéfier, et mêlez-les.

Ce mélange est préférable à beaucoup
d'onguents pour mondifier et consolider les
ulcères.

COLLIER DE MORAND
CONTRE LE GOITRE.

Ce collier est fait en taffetas noir, sur lequel on pose une carde de coton, et sur cette carde on étend la poudre suivante.

℞ Muriate d'ammoniaque.
Muriate de soude décrépité.
Eponge calcinée sans être lavée.
. . . . parties égales. .

On recouvre le tout avec une mousseline que l'on pique en carrés ou losanges, et l'on applique le collier sur le goître du côté de la mousseline. Il ne faut le quitter ni jour ni nuit, et renouveler la poudre tous les mois à-peu-près.

COLLYRE DU D. SCARPA.

℞ Acétate de plomb liquide. . . $\tilde{g}$ iij
Eau distillée de plantain. . . . $\tilde{3}$ vj
Mucilage de gomme adragant. 3 iv
Alcohol camphré (quelques gouttes)
Ce collyre s'emploie d'abord tiède, ensuite

froid dans la seconde période de l'ophthalmie (1) aiguë.

COLLYRE DE BRUN.

℞ Aloès hépatique en poudre. . . ℨj
   Vin blanc. . . . .⎫
   Eau de roses. . . . . . .⎬ aa ℥jß
   Teinture de safran. . . gouttes xxx

On fait bouillir l'aloès dans le vin blanc,
et on filtre la liqueur à laquelle on ajoute
l'eau de roses et la teinture.

Ce collyre déterge les petits ulcères des
paupières.

COLLYRE DE JANIN.

℞ Eau de plantain. . . . . ℥iv
   Sulfate de zinc . . . . ℈v
   Mucilage de semences de coings. ℨiv
        M. F. S. A.

Ce collyre convient dans l'inflammation
chronique des paupières.

COLLYRE DE GIMBERNAT.

℞ Eau distillée. . . . . ℨj
   Potasse caustique, une goutte.
   Mêlez.

On en fait pénétrer quelques gouttes dans

---

(1) De ὀφθαλμὸς, *œil;* ophthalmie, inflammation de
l'œil.

l'œil de tems en tems pour enlever les taies.
On lave ensuite l'œil avec une décoction mu-
cilagineuse.

CONFECTION JAPONAISE.

℞ Cachou en poudre. . . . . ℥ iij
Racine de tormentille. . .
Muscade. . . . . } ãa ℥ ij
Encens. . . . .
Opium dissous dans s. q. de vin
    de Portugal. . . . . ℨ jß
Sirop de sucre. . . . . .
Conserve de rose. . . . . } ãa ℥ iv

Mêlez le tout ; faites un électuaire.

On donne ce remède depuis vingt-quatre
grains jusqu'à deux scrupules. Il peut sup-
pléer le diascordium. Il est fortifiant, stomachique, calmant, et légèrement astringent.

CONSERVE ANTI-SCORBUTIQUE

DU D. SELLE.

℞ Cochlearia. . . . .
Cresson de fontaine. . . .
Trèfle d'eau. . . . . . . } parties égales.
Suc récent de grand raifort.
Suc de bigarade. . . . .
Sucre blanc, q. s.

Faites une conserve. On en donne deux à trois gros par jour.

~~~~~~

CRÈME PECTORALE DE TRONCHIN.

♃ Beurre de cacao. . . . . ℥ij
   Sucre blanc. . . . . ℥iv
   Sirop de baume de Tolu. ⎫
   —— de capillaire. . . . ⎬ ãa ℥j
   Mêlez.

On prend cette crême par cuillerée à café dans les toux sèches et opiniâtres.

Autre.

♃ Beurre de cacao. . . . . ⎫
   Sirop de coquelicot. . . ⎪
   Eau de fleurs d'oranges. . ⎬ ãa ℥j
   Huile d'amandes douces. . ⎭
   Mêlez.

Elle se prend de la même manière que la précédente.

~~~~~~

DÉCOCTION ANTI-ARTHRITIQUE (1)
DE QUARIN.

♃ Salsepareille. . . . . ℥iv
   Antimoine enfermé dans unnouet. ℥vj

----

(1) De ἀντὶ, *contre*, et ἀρθρῖτις, *la goutte.*

Faites bouillir dans onze livres d'eau jusqu'à réduction de moitié , et ajoutez ,

  Réglisse. . . . . ℥j
  Graine d'anis. . . . . ℥ij

Faites infuser pendant un demi-quart
d'heure et coulez.

La dose à prendre varie suivant la consti-
tution du malade et la persévérance du mal.

DÉCOCTION ANTI-SEPTIQUE (1)
DE BOERHAAVE.

℞ Feuilles de scordium. . . ⎫
—— d'alliaire. . . . . . ⎬ aā ℥ij
—— de marrube blanc. . ⎭

Faites bouillir dans quatre livres d'eau ,
ajoutez ,

  Oximel scillitique. . . . ℥viij
  Nitrate de potasse. . . . ʒiij
  Vinaigre thériacale. . . . ℥j

On donne cette décoction dans la pleuré-
sie à la dose de deux onces tous les quarts
d'heure.

[Elle ne peut convenir que lorsque
les symptômes inflammatoires sont calmés ,

––––––––––––––––––––

(1) De ἀντι, *contre*, et σηπτικὸς , fermentation pu-
tride.

ou dans les tempéramens humides , ou dans les pleurésies putrides. P.]

DÉCOCTION BLANCHE DE SYDENHAM.

℞ Terre absorbante. . . . . . ℥vj
 Gomme arabique. . . . . ℥j ß
 Sucre. . . . . ℥iij
 Eau bouillante. . . . . . ℔ij
 Eau de cannelle. . . . . ℥iv
 F. S. A.

Cette décoction se donne dans les diarrhées , les dyssenteries et après les empoisonnemens qui ont irrité les intestins. Le malade en boit un verre par heure.

EAU-DE-VIE ALLEMANDE.

℞ Turbith végétal. . . . . . ℥j ß
 Diagrède. . . . . ℥j
 Iris de Florence. . . . . ℥ß
 Sel de prunelles. . . . . ℥ij
 Safran. . . . . ℥j
 Eau-de-vie. . . . . ℔j ß

Faites infuser le tout à vingt degrés de température pendant 24 heures, et filtrez.

La dose est de ℥ij jusqu'à ℥j et même ℥ij.

En Allemagne on emploie ce purgatif dans les maladies rhumatismales, arthritiques (1).

EAU-DE-VIE PURGATIVE

DE M. MÉZAIZE.

℞ Jalap . . . . ℔ iij
Rhubarbe . . . .
Scammonée . . . .
Calamus aromaticus . . . } ãã ℥ iij
Cannelle. . . . .
Baies de genièvre . . . . . . ℥ ix
Nitrate de potasse . . . . . . ℥ iij
Cassonade. . . . . ℔ ij
Eau-de-vie à 20 deg. pintes. . viij

Faites infuser pendant huit jours, et filtrez. Cette liqueur se donne et purge à la dose de ℥ j ß.

EAU DE TREVEZ.

℞ Emétique. . . . . ℈ $\frac{1}{2}$
Sel de Sedlitz . . . . ℥ j
Eau. . . . . ℔ ij

Cette eau se donne, comme eau minérale purgative, à la dose d'une pinte.

---

(1) De ἄρθρον, articulation.

EAU DE QUERCETAN.

℞ Sucs de poireau . . . . . ⎫
——— d'oignon. . . . . . ⎬ aa ℔ ij
——— de raifort . . . . . ⎭
——— de pariétaire. . . . ⎫
——— de citron . . . . . ⎬ aa ℥ viij

Il faut laisser digérer ces sucs ensemble pendant quelques jours, ensuite les distiller à un feu doux. Cette eau se donne à la dose d'une once ou deux, dans les maladies des reins et de la vessie.

EAU DIURÉTIQUE (1) CAMPHRÉE

DE FULLER.

℞ Nitrate de potasse. . . . . . ℥ ij
Camphre sublimé. . . . . . ʒj

Divisez le camphre avec un peu d'alcohol. Triturez-le ensuite avec le nitre, et ajoutez peu-à-peu de l'eau jusqu'à la valeur d'une chopine. Filtrez.

Cette eau s'emploie dans les maladies aiguës et inflammatoires, dans les fièvres putrides, dans les maladies syphilitiques.

____

(1) De ὖρον, *urine*, et διυρέω, *épancher de l'urine.*

EAU OXIGÉNÉE D'ALYON.

℞ Acide nitrique pur . . . . ℥ j
  Eau . . . . ℔ ij

On donne cette eau dans les maladies de la peau et dans la syphilis. La dose est de deux ou trois verres le matin.

EAU ÉTHÉRÉE CAMPHRÉE
DU D. CHAUSSIER.

℞ Camphre purifié. . . . . . . ℥iv
  Ether sulfurique très-rectifié.. ℨj ß

Mettez dans un flacon l'éther et le camphre, agitez pour aider la solution. Versez ensuite cet éther dans un flacon tubulé à sa base et qui contient déjà vingt-huit onces d'eau distillée. A la tubulure inférieure est adapté un robinet, et au goulot du flacon est luté un tube que l'on bouche avec un petit cylindre de liége couvert de lut. Quand on veut se servir de cette composition, on ouvre le tube supérieur et l'on fait écouler la liqueur par le robinet (1).

---

(1) On trouve le dessin et la description de ce petit appareil dans la *Pharmacopée générale* de Brugnatelli, traduite par M. Planche, tome II, page 210, pl. I, fig. 32.

On donne cette eau éthérée par cuillerée
pure , ou avec un peu de sucre ou d'un sirop
quelconque ; elle convient dans les affections spasmodiques.

EAU CORDIALE DE COLADON.

On enlève le zeste de plusieurs citrons ; on
les fait infuser dans l'eau-de-vie , et on distille au bain-marie. On ajoute à l'esprit de
citron quelques gouttes de teinture d'ambre
et de musc : on édulcore avec le sirop de
sucre très-blanc.

Coladon a des proportions si justes , que
dans sa liqueur on ne peut distinguer l'ambre ni le musc , et que le citron qui domine
est cependant très-étendu.

Ce qui lui a toujours donné la supériorité
sur les contrefacteurs, c'est qu'il ne vend jamais qu'une eau préparée depuis trois ou
quatre ans.

Cette eau est une liqueur de table plutôt
qu'un remède.

EAU SPIRITUEUSE D'ANHALT.

℞ Térébenthine du térébinthe. . ʒ viij
Encens . . . . ʒ j ß
Gérofles . . . .
Noix muscades . . . . . .
Cubèbes. . . . . ãa ʒ vj
Canelle . . . .
Baies de laurier . . . . .
Semences de fenouil . . . ãa ʒ ß
Bois d'aloës . . . . ʒ iij
Safran. . . . . ʒ ijß
Alcohol. . . . . ℔ v
Musc . . . . g̃ xv
Distillez au bain marie.

On la donne à la dose de deux à trois gros, comme stomachique, diurétique et anti-apoplectique.

[Lorsque l'apoplexie peut être purement séreuse, comme il arrive quelquefois dans un âge avancé et dans les tempéramens humides. P.]

EAU DE MAGNANIMITÉ.

℞ Fourmis. . . . . ℔ ij
Alcohol rectifié. . . . . . ℔ iij
Faites macérer pendant cinq ou six jours ;

distillez au bain-marie jusqu'à siccité : alors,

℞ Cannelle. . . . . ℥j
Gérofles. . . . . } aā ʒvj
Cardamome mineur. . . . }
Cubèbes. . . . . ʒiv
Zedoaire (1). . . . . ℈x

Faites macérer pendant trois jours dans l'alcohol ci-dessus distillé. Distillez de nouveau au bain-marie jusqu'à siccité.

Cette eau spiritueuse est recommandée dans la faiblesse des nerfs ; on l'emploie en frictions. On la donne aussi intérieurement à la dose de deux gros.

EAU POUR LA MIGRAINE.

℞ Camphre. . . . . ℥ij
Huile d'anis. . . . . ʒiv
Alcohol. . . . . ℔j
Ammoniaque. . . . . ℥iv

On fait respirer cette eau aux malades dans la céphalalgie (2) ou la migraine. On en applique des compresses sur le front.

____

(1) Quelques naturalistes écrivent zeodaire.

(1) Douleur de tête, de κεφαλὴ, tête, et ἄλγος, douleur.

EAU DE Mme DE LA VRILLIÈRE,
POUR LES DENTS.

℞ Cannelle fine . . . . ℥ ij
   Gérofles . . . . ʒ vj
   Ecorces récentes de citron . . ʒ xij
   Roses rouges séches . . . . . ℥ j
   Cochléaria . . . . ℥ viij
   Alcohol . . . . ℔ iij

On concasse la cannelle et les gérofles ; on divise les roses et les écorces de citron ; on écrase le cochléaria ; on fait macérer le tout dans l'alcohol pendant vingt-quatre heures ; on distille au bain marie.

EAU DE M. LE PREMIER.

℞ Baume de Fioraventi . . . . . ℔ ß
   Essence vulnéraire . . . . . . ʒ ij

Cette eau s'emploie dans les contusions, les coups à la tête, les meurtrissures ; elle soulage les douleurs de rhumatisme ; on en frotte les parties lésées, on applique des compresses imbibées avec cette eau.

EAU DE BONFERME,
OU D'ARMAGNAC.

℞ Noix muscades . . . . . ⎫
　Gérofles. . . . . ⎬ aã ℥ iv
　Fleurs de grenade . . . . ⎫
　Cannelle. . . . . ⎬ aã ℥ iij
　Alcohol. . . . . ℥ viij

On concasse toutes ces substances ; on les fait macérer pendant huit jours dans l'alcohol, ensuite on coule avec expression ; on filtre, et on conserve pour l'usage.

Cette eau est employée pour les coups à la tête. On en fait respirer au malade et on lui en frotte la partie lésée, sur laquelle on met des compresses imbibées avec la même eau qu'on a soin de renouveler plusieurs fois par jour.

EAU D'ARQUEBUSADE DE THEDEN.

℞ Acide acéteux. . . . . . ⎫
　Alcohol rectifié. . . . . . ⎬ aã ℔iij
　Acide sulfureux.. . . . . ℥x
　　Mêlez.

On s'en sert avec succès à l'extérieur contre les ulcères scorbutiques, et à l'intérieur dans les maladies putrides. On la donne à

la dose de vingt ou trente gouttes dans un
véhicule approprié.

EAU OPHTHALMIQUE FORTIFIANTE
DU D. SELLE.

℞ Eau distillée de camomille... ʒviij
Acétate de plomb liquide. ⎫ aa ℥ij
Alcohol camphré. . . . . ⎭
Sulfate de zinc. . . . . ℥j

On emploie cette eau comme collyre dans
l'*épiphore* (1) et dans la *lippitude* (2) causées
par relâchement.

EAU DE GONDRAN.

℞ Acide muriatique. . . . . . . ʒiv
Huile de pétrole blanche . . . ℥j
Mêlez en agitant la bouteille.

Cette dose est pour un bain partiel dans
les rhumatismes.

EAU D'ALIBOUR.

℞ Sulfate de cuivre . . . . ℥v
—— de zinc. . . . . ʒij ℥j ß
Safran gatinois . . . . ℥j
Camphre . . . . ℥ij ß
Eau commune . . . . ℔ iv

____

(1) Larmoiement, de ἐπιφέρω, *j'apporte*.
(2) Ecoulement de l'humeur que sécrètent les glandes
de Meibomius ; de *lippitudo*, chassie.

Mettez ces substances dans un matras de capacité convenable ; agitez le mélange, laissez digérer pendant vingt jours. Filtrez.

On emploie cette eau dans les foulures, les contusions, on en lave les plaies purulentes et fétides ; on s'en sert contre les brûlures, pour hâter la cicatrice quand l'inflammation est passée.

ELECTUAIRE DE QUARIN .
CONTRE L'HYDROPISIE.

℞ Rob d'hièble . . . . ⎫
—— de genièvre . . . . ⎭ aã ℥ ij
Oximel scillitique . . . . . . ℥ j
Racine de jalap . . . . ℈ iv
Sulfate de potasse . . . . . . ℈ ij
Sirop de noirprun , q. s.

On en prend un gros à des intervalles très-rapprochés, jusqu'à ce qu'on ait obtenu des selles suffisantes.

Autre du même,
APRÈS L'ÉVACUATION DES EAUX.

℞ Quinquina. . . . . ℈ vj
Limaille de fer non rouillée. ⎫
Thériaque diatessaron. . . ⎭ aã ℈ ij
Sirop de cannelle , q. s.

On en prend également un gros matin et soir.

Autre du même,
QUAND L'HYDROPISIE EST JOINTE A LA FIÈVRE QUARTE.

♃ Quinquina rouge en poudre. . . . ℥j
Racine de gentiane. . . . .
Muriate ammoniacal de fer } ãa ℥j
  sublimé. . . . .
Oximel scillitique. . . . . } ãa q. s.
Sirop des 2 racines apéritives.
On en donne deux gros toutes les 3 heures.

ELECTUAIRE HYDRAGOGUE
DU D. FOUQUIER.

♃ Scammonée d'Alep. . . . . } ãa ℥ij
Racine de jalap. . . . . . .
Squammes de scille. . . . . . . ℥jß
Résine de jalap. . . . . ℥ß
Sirop de nerprun, q. s.

On le donne dans les hydropisies asthéniques (1) à la dose de 12 à 24 grains roulés en bols. Il purge fortement.

 [Cet électuaire peut prévenir le catarrhe

______

(1) L'asthénie, en grec ἀσθενία, est la faiblesse, la débilité.

des entrailles, ou n'est utile que lorsque ce catarrhe est devenu chronique. P.]

ELECTUAIRE BALSAMIQUE
ASTRINGENT DE BARTHEZ.

℞ Conserve de rose. . . . . ℥ iv
Sirop de Tolu. . . . . ℥ j
———— de pavot. . . . . ℥ ij
Mêlez et faites un électuaire.

Il convient dans les crachemens de sang ; on le donne à la dose de cinq à six cuillerées par jour d'heure en heure.

ELECTUAIRE ANTI-CACHECTIQUE (1)
DU D. WARD.

℞ Racine d'aulnée en poudre. . ℥ ij
Semence de fenouil . . . . . ℥ iij
Poivre noir . . . . ℥ j
Mêlez dans un mortier et ajoutez,
Sucre blanc . . . . }
Miel. . . . . } aā ℥ ij

On fait prendre deux ou trois fois par jour un ou deux gros de cet électuaire dans la

______

(1) De ἀντὶ, *contre*, κακὸς, *mauvais*, et ἕξις, *habitude*. La cachexie est un dépérissement général.

cachexie hémorroïdale, la dyspepsie ou le catarrhe des entrailles.

ELECTUAIRE SÉDATIF (1)
ASTRINGENT D'ÉDIMBOURG.

Voyez CONFECTION JAPONAISE.

ELECTUAIRE ANTHELMINTHIQUE
DE VOGLER.

℞ Semen-contra. . . . . ℥ij
Racine de jalap. . . . . . . ℥j
Mercure doux bien lavé. . . ꬲ vj à xij
Eau de cannelle. . . . . . . ℥ß
Sirop de fleurs de pêches, q. s.

On donne cet électuaire aux personnes qui ont des ascarides, des lombries ou le tænia.

La dose pour les enfans de deux à quatre ans est le douzième de la masse ci-dessus; pour ceux de cinq à huit ans le huitième de la masse; pour les adultes le quart et même au-delà. Il se prend le matin dans de l'hostie humide; on boit par-dessus une tasse d'infusion amère.

---

(1) Calmant, du verbe latin *sedare*, apaiser.

ELECTUAIRE ANTIFÉBRILE

DE BOERHAAVE.

℞ Confection alkermès. . . . . . ℥ j
Gingembre confit. . . . . . . ℥ vj
Racine de contraierva. . . ⎱ ȃa ℥ j
— serpentaire de Virginie. ⎰
Sirop des cinq racines apéritives , q. s.

On en prend un demi-gros toutes les quatre heures dans les fièvres adynamiques et intermittentes.

ELECTUAIRE ANTI-ARTHRITIQUE

DE BUCHAN.

℞ Conserve de roses. . . . . . . ℥ ij
Cinabre d'antimoine. . . . . . ℈ j ß
Résine de gayac en poudre. . . ℈ j
Sirop de gingembre , q. s.

On donne cet électuaire à la dose d'une cuillerée à café deux fois par jour , dans les douleurs aiguës de rhumatismes lorsqu'elles ne sont point accompagnées de fièvre.

ÉLECTUAIRE ANTI-DYSENTÉRIQUE
DE BUCHAN.

℞ Confection japonnaise. . . . . . ℥ij
Baume de Lucatelle. . . . . ℥j
Rhubarbe en poudre. . . . . . ℈iv
Sirop de guimauve, q. s.
Mêlez, et formez un électuaire.

On en prend gros comme une noix muscade, deux ou trois fois par jour, selon l'exigence des cas.

[Cet électuaire ne peut convenir que vers la fin des dysenteries. P.]

ÉLECTUAIRE ANTI-ÉPILEPTIQUE (1)
DU D. MEAD.

℞ Quinquina en poudre. . . . . . ℥j
Étain en poudre. . . . .
Racine de valériane . . . } ā̄ ℈iv
Sirop de sucre, ou miel, q. s.

On donne cet électuaire à la dose d'un gros soir et matin pendant trois mois, en interrompant l'usage de ce remède tous les neuf ou dix jours pendant vingt-quatre heures.

---

(1) L'épilepsie tire son nom d'ἐπιλαμβάνω, surprendre, parce qu'elle saisit tout-à-coup, et surprend le malade.

ELIXIR DE VIE DE MATHIOLE.

℞ Racines de galanga minor.
Gingembre. . . . . } à̄à ℥iv
Zedoaire. . . . .

Calamus aromaticus. . .
Feuilles de marjolaine. .
Menthe.. . . . .
Thym. . . . .
Serpolet. . . . . } à̄à ℥ij
Sauge. . . . .
Romarin. . . . .
Fleurs de roses de Provins.

Semences d'anis. . . . . } à̄à ℥j
Fenouil. . . . .

Cannelle.. . . . . ℥j

Gérofle. . . . .
Noix muscade. . . . . . } à̄à ℥ß
Macis. . . . .

Cubebes. . . . .
Bois d'aloës. . . . . . .
Santal citrin. . . . . . . } à̄à ℥ij
Cardamum minor. . . .

Ecorces récentes de citron. . . ℥jß
Alcohol à 30 degrés. . . . . . ℔vj

Cet elixir est employé dans l'épilepsie. Il est cordial et vulnéraire. La dose est depuis un gros jusqu'à quatre.

ELIXIR-ALKERMÈS DES ITALIENS.

℞ Noix-muscades. . . . . .
Gérofles. . . . .
Cannelle. . . . . ⁊ } aa ℥ ij
Macis. . . . .
Alcohol. . . . . pintes iv

On concasse toutes ces substances, et on les fait macérer dans l'alcohol pendant sept à huit jours. Ensuite on fait fondre dans quatre pintes d'eau,

Sucre. . . . . ℔ iv

On mêle ces deux liqueurs ; on les colore avec le sirop d'alkermès ou avec :

Alun. . . . . ℥ jß·
Cochenille. . . . . ℥ j

On filtre et l'on conserve pour l'usage.

Cet elixir se donne à la dose d'un petit verre à ratafiat : on le conseille dans les indigestions, dans les faiblesses d'estomac, dans les coliques venteuses. Quant on veut qu'il soit plus délicat au goût, il faut distiller l'infusion alcoholique et augmenter d'un quart la proportion du sucre.

ELIXIR DE MITHIÉ.

℞ Cannelle. . . . . ⎫
Poivre long. . . . . ⎬ a̅a̅ ʒ ij
Petit galanga. . . . . . . ⎭
Gingembre. . . . . ʒ ß
Noix muscade. . . . . ʒ j
Petit cardamome. . . . . . . ℈ j
Gérofle. . . . . ʒ j
Alcohol. . . . . ℥ vj
F. S. A.

Cet élixir est stomachique. On le donne à la dose de deux à quatre gros.

ELIXIR CORDIAL DE MÉTHE.

℞ Cannelle. . . . . ⎫
Poivre long. . . . . ⎬ a̅a̅ ʒ ij
Petit galanga. . . . . . . ⎭
Gingembre. . . . . ʒ iv
Muscade. . . . . ⎫ a̅a̅ ʒ j
Gérofle. . . . . ⎭
Petit cardamome. . . . . . . ℈ j
Alcohol. . . . . ℥ vj

On concasse le tout, on le fait digérer pendant vingt-quatre heures à une température douce, et l'on filtre.

Cet élixir se donne à la dose d'une cuillerée à café, dans les faiblesses d'estomac.

ELIXIR PECTORAL ANGLAIS.

2ℭ Racines d'aunée . . . . . }
   —— d'iris de Florence. . } āā ℥ iij ℈ j
   Squammes sèches de scille. }
   Racine de réglisse. . . . } āā ℈ j ℈̃ xviij
   Semences d'anis. . . . . }
   Safran. . . . . ℈̃ xviij
   Benjoin. . . . . ℈ ij
   Myrrhe. . . . . ℈ j ℈̃ xviij
   Gomme ammoniaque. . . Ə ij
   Eau-de-vie à 22 degrés. . ℥ xij ß

Mettez le tout macérer pendant quinze jours dans un matras. Agitez-le de tems en tems. Filtrez.

Cet élixir est pectoral et stomachique, il est carminatif. La dose est depuis un demi-gros jusqu'à deux dans une tasse d'infusion appropriée.

[Il convient sur-tout dans les catarrhes chroniques. P.]

ELIXIR FORTIFIANT DU D. SELLE.

2ℭ Extrait de Cascarille. . . } āā ℥ j
   —— de grande gentiane. }
   Eau de menthe poivrée. . . . ℔ iv
   Teinture de mars astringente. . ℥ iv

On donne quelques cuillerées par jour de

cet élixir dans la faiblesse d'estomac et des
intestins à la suite des maladies adynamiques.

ELIXIR DE SALUT.

℞ Séné mondé. . . . . ℥ ij
Gayac. . . . . ℥ j
Racines d'aunée. . . . . ⎫
Semence d'anis. . . . . . ⎪
—— de carvi. . . . . . ⎬ ā̄a ℥ vj
—— de coriandre. . . . ⎪
—— réglisse. . . . . . . ⎭
Raisins secs mondés de leurs
     pépins. . . . . ℥ iv
Eau-de-vie. . . . . ℔ iij

On le donne à la dose d'une once dans la cachexie, le marasme, les fièvres adynamiques.

ELIXIR STOMACHIQUE
DE STOUGTON.

℞ Sommités de grande absin- ⎫
    the sèche . . . . . . ⎪
Chamædrys. . . . . ⎬ ā̄a ℥ j
Racines de gentiane. . . . ⎪
Ecorces d'oranges amères. ⎭
Cascarille. . . . . ℥ j
Rhubarbe. . . . . ℥ iv
Aloès. . . . . ℥ j
Alcohol. . . . . ℔ ij

Cet élixir est stomachique et vermifu[ge]
La dose est depuis dix gouttes jusqu'à [un]
gros dans une tasse de tisane appropriée.

ELIXIR VISCÉRAL TÉMPÉRANT

D'HOFFMAN.

℞ Extrait d'absinthe. . . . . ⎫
—— de chardon béni. . . ⎬ āā ʒj
—— de petite centaurée. ⎬
—— de gentiane. . . . . ⎭
Ecorces d'oranges amères. . . ℥v
Vin d'Alicante.. . . . . ℔ij

Laissez macérer ce mélange pendant ci[nq]
à six jours; agitez fréquemment le matra[s,]
filtrez.

Cet élixir est un puissant stomachique a[n-]
thelminthique, il provoque l'appétit. La d[ose]
est depuis un gros jusqu'à deux.

ELIXIR SACRÉ.

℞ Rhubarbe concassée. . . . . . ʒx
Aloès succotrin en poudre. . . ʒvj
Semences de petit cardamome. ʒiv
Eau-de-vie de France. . . . . ɪ pint[e]

Laissez infuser deux ou trois jours; passe[z.]
On donne cet élixir stomachique et purga[tif]
à la dose d'une once à une once et demie. [Il]
convient aux tempéramens humides.

ELIXIR ANTI-SCORBUTIQUE
DU D. SELLE.

℞ Extrait aqueux de menyant.⎫
—— de petite centaurée. .⎪
—— de fumeterre. . . . .⎬ aā ℥iv
—— de chiendent. . . . .⎭

Eau distillée de camomille. . . ℔ iv
Esprit de cochléaria. . . . ٭ . ℥ij
Acide sulfurique concentré . . ℥ij

On le donne à la dose de deux cuillerées par jour.

ELIXIR ANTI-SCORBUTIQUE
DE BOERHAAVE.

℞ Semence de moutarde..⎫
—— de raifort.. . .. .⎪
—— de roquette.. . .⎬ aā ℥j
—— d'érysimum. . .⎪
—— de cresson. . . .⎭

Feuilles de cochléaria..⎫
—— de passerage. . .⎬ aā 2 poignées.
—— de raifort. . . .⎭

Pilez-les dans un mortier de bois et ajoutez :
Fleurs de houblon. . . . . . . ℥j
Alcohol, s. q.

Distillez.

On donne cet élixir, dans le scorbut, à la

dose d'un gros ou deux, dans une boisson appropriée.

ELIXIR ANTI-SCROFULEUX (1)
DE PEYRILHE.

℞ Eau-de-vie. . . . . ℔ ij
   Carbonate de potasse. . . . . , . . ʒ ij
   Racine de gentiane. . . . . ʒ j

Faites bouillir la liqueur pendant 24 heures et laissez-la sur la racine de gentiane pendant plusieurs jours. Filtrez.

On administre deux ou trois fois par jour une cuillerée à bouche de cette teinture.

ELIXIR SUDORIFIQUE DU D. WILLIS.

℞ Ipécacuana. . . . . ⎱ ãa ʒ ß
   Baume de Tolu. . . . . ⎰
   Fleurs de benjoin. . . . . . ⎫
   Opium purifié. . . . . . ⎬ ãa ʒ ij
   Safran. . . . . ⎭
   Camphre. . . . . Ə ij
   Huile essentielle d'anis. . . . . ʒ j
   Alcohol rectifié. . . . . ℔ ij

On donne cet élixir à la dose d'un ou deux gros pour exciter la transpiration.

---

(1) Scrofule dérive de *scrofa*, truie, parce que ces animaux sont sujets aux maladies qui affectent les glandes lymphatiques.

Une demi-once contient deux grains d'opium.

ELIXIR ANTI-SEPTIQUE D'HUXAM.

℞ Quinquina. . . . . ζ ij
   Ecorce d'orange. . . . . . . ζ j ß
   Serpentaire de Virginie. . . . ζ iij
   Safran. . . . . $\ni$ iv
   Cochenille. . . . . $\ni$ ij
   Alcohol. . . . . ζ xx

Faites infuser pendant six jours. Quelquefois *Huxam* faisait ajouter douze grains de camphre par once, et il appelait alors cette préparation, élixir camphré.

ELIXIR RÉSOLUTIF DU D. SELLE.

℞ Tartre purifié. . . . . ζ ij
Saturez-le avec du vinaigre scillitique. Ajoutez :

Extrait aqueux de fumeter. ⎫
  —— de millefeuilles. . . ⎬ âa ζ iv
  —— de trèfle d'eau.. . . ⎪
  —— de chardon bénit. . ⎭
Eau distillée de camomille. . . ℔ iv
Teinture d'antimoine de ⎫
   Jacobi. . . . . ⎬ âa ζ j
  —— de Mars apéritive. . ⎭
Mêlez, filtrez.

On emploie cette mixtion dans les maladies cachectiques, dans l'hydropisie; la dose est d'une petite cuillerée de deux en deux heures.

ELIXIR ANTI-ASTHMATIQUE
DE BOERHAAVE.

℞ Racines d'asarum. . . . . . , . ℥xviij
Calamus aromaticus. . . } āā ʒj
Enula campana. . . . . }
Iris de Florence. . . . . ʒß
Réglisse. . . . . ʒjß
Semences d'anis. . . . . ʒß
Camphre. . . . . ℥vj
Alcohol rectifié. . . . . ℨviij

La dose est depuis deux gouttes jusqu'à trente, dans une tasse de thé ou de tisane appropriée.

[Cet élixir convient spécialement dans l'asthme humide. P.]

ELIXIR PARÉGORIQUE (1) ANGLAIS.

℞ Acide benzoïque sublimé. } āā ʒiij
Safran. . . . . }
Huile essentielle d'anis. . . . . ʒß
Opium. . . . . ʒij
Ammoniaque. . . . . ℔j

____

(1) *Adoucissant,* de παρηγορέω, *j'adoucis, je calme.*

Faites digérer pendant 4 jours et filtrez.

Cet élixir calme les douleurs [qui tiennent à des congestions catarrhales humides. P.], apaise la toux et les difficultés de respirer. On le donne à la dose de cinquante à cent gouttes.

[On doit considérer cet élixir comme diaphorétique, incisif et calmant. P.]

ELIXIR ANTI-APOPLECTIQUE

DES JACOBINS DE ROUEN.

℞ Santal rouge pulvérisé. . . . . . ʒ vj
  —— blanc. . . . .   ⎫
  —— citrin. . . . .   ⎬ ãã ℥ v
Semences d'anis. . . . .   ⎫
Baies de genièvre.. . . .   ⎬ ãã ℥j
Cannelle.. . . . . ℥j ʒv
Macis. . . . .   ⎫
Réglisse. . . . .   ⎪
Galanga. . . . .   ⎬ ãã ʒ viij
Impératoire. . . . . . .   ⎪
Girofle. . . . .   ⎭
Semences d'Angélique. .   ⎫
Contra ierva. . . . . . .   ⎬ ãã ʒ v
Poudre de vipères. . . .   ⎭
Alcohol rectifié. . . . . ℔ vij
Faites digérer pendant un mois et filtrez.

[Cet élixir serait dangereux dans les constitutions pléthoriques, et convient dans les
constitutions humides. P.]

ELIXIR FÉBRIFUGE DE WHITT.

℞ Quinquina gris. . . . . ℥iij
Racine de gentiane. . . . . ⎫
Ecorce d'orange. . . . . . ⎬ aa ℥ij
Alcohol rectifié. . . . . ℔j
Eau de cannelle orgée. . . . . ℥viij

Faites infuser pendant 24 heures et filtrez.

Cet élixir se donne à la dose d'une demi-
once dans les fièvres adynamiques (1), les
leucorrhées (2), et l'ictère (3).

ELIXIR AMÉRICAIN DE COURCEL.

℞ Feuilles de millepertuis.. . . . ℔viij
Fleurs de sureau. . . . . . . ℔v
Feuilles d'orangers. . . . . . ℔vj
Racines d'enula campana. . . ℔xvj
———— de canne de Provence. . ℔ij
Graines de genièvre. . . . . . ℔ij

---

(1) Adynamique, de *a* privatif, et de δύναμις . *force,*
puissance.

(2) De λευκὸς , *blanc,* ῥέω , *je coule.*

(3) ἴκτερος , *jaunisse.*

Fleurs de tilleul. . . . . ℔ij ß
—— de romarin.. . . . . ℔ij
Feuilles de baume. . . . . . . ℔iv
Racines d'azarum. . . . . . . ℔ĵ
Opium. . . . . ℔ij
Alcohol.. . . . . pintes 120

Eau s. q. pour que la liqueur ait 24 degrés ; cela doit donner deux cents pintes d'élixir, que l'on colore avec la teinture de cachou.

L'élixir américain se donne à la dose d'une forte cuillerée à café, que l'on peut réitérer selon les cas deux ou trois fois par jour. On le prend seul ou dans un demi-verre de tisane appropriée.

L'élixir de *Courcel* jouit d'une très-grande réputation. Peut-être en a-t-on exagéré les propriétés ? On le donne dans les douleurs de l'accouchement, dans les tranchées après les couches, dans les maladies laiteuses, dans les diarrhées, dans les leucorrhées, les suppressions, les vomissemens, les faiblesses d'estomac, les pâles couleurs, etc.

EMPLATRE DE FOUQUET.

℞ Saindoux. . . . . ℥ij
   Diapalme. . . . . ℥iv
   Cire blanche. . . . . ℥ij
Faites fondre et ajoutez :
   Minium. . . . . ℥ij
Cet emplâtre est résolutif. On l'applique sur les tumeurs.

EMPLATRE ANTI-HYSTÉRIQUE (1).

℞ Galbanum. . . . . ℥iij
   Tacamahaca en poudre. } ãa ℥j ß
   Cire vierge. . . . . }
   Térébenthine de Venise. . } ãa ℥j
   Graine de cumin en poudr. }

On en étend une suffisante quantité sur un morceau de peau douce, et on l'applique sur le creux de l'estomac. On peut l'arroser de trente ou quarante gouttes de laudanum liquide.

---

(1) De ἀντὶ, contre ; ὑϛέρα, matrice, c'est-à-dire, contre les maladies nerveuses, dont on croit le siége dans la matrice.

EMPLATRE DE CANET.

℞ Diachylum. . . . . ⎱
Diapalme . . . . ⎬ aā ℥viij
Colcothar. . . . . ⎰
Huile d'olives. . . . . q. s.

On broye le colcothar sur un porphyre avec un peu d'huile, et on le mélange ensuite aux emplâtres fondus.

Cet emplâtre est maturatif, il attire la suppuration et dessèche en même tems.

EMPLATRE DE CAOUTCHOUC
DU D. SWEDIAUR.

℞ Caoutchouc divisé en petites
  lanières. . . . . ℥iv
  Huile essentielle de térébenth. . ℔j

On fait digérer pendant huit jours ce mélange à une douce chaleur, ensuite on passe la liqueur. On y ajoute :

  Huile d'olive. . . . . . . ⎱ aā ℥ij
  Cire blanche. . . . . . . ⎰

On fait bouillir le tout à un feu doux pendant u e heure, jusqu'à ce que l'huile essentielle soit évaporée. On garde la masse refroidie dans un pot de faïence.

Cet emplâtre, très-agglutinatif, consolide les

blessures et les défend bien du contact de l'air.

EMPLATRE FONDANT DE LA MOTHE.

℞ Cire jaune. . . . . ℥iv
Huile d'olive. . . . . ℔j ℥xii
Minium en poudre très-fine. . ℔j
Camphre. . . . . ʒij
Oliban en poudre. . . . . . ʒiij
Mastic. . . . . }
Myrrhe. . . . . } ãa ʒiij
Alun de roche. . . . . . . }
Térébenthine de Venise . . ℥j ß
Aimant en poudre. . . . . ℥j ß
F. S. A.

Cet emplâtre est recommandé contre les panaris. On l'a employé avec succès dans les engorgemens glanduleux des seins. On l'étend sur de la toile comme un sparadrap.

EMPLATRE STYPTIQUE (1)
DE SWEDIAUR.

℞ Oxide de fer rouge. . . . }
Poix de Bourgogne. . . . } ãa ʒiv
Huile d'olive q. s. pour faire un emplâtre.
Opium. . . . . Ɔij

------

(1) Styptique, qui resserre et crispe à la manière des astringens. De ϛύφω, *je resserre.*

Cet emplâtre s'applique sur les reins dans la leucorrhée et la faiblesse dorsale.

EMPLATRE DE L'ABBÉ DOYEN.

♃ Huile d'hypericum. . . . $\Big\}$ aa ℔ j
Minium. . . . .
Poix résine. . . . . ℥ iv
Encens mâle ou oliban. . . . . ℥ ij
Savon blanc. . . . . ℥ ß
Faites un emplâtre S. A.

EMPLATRE AMMONIACO-MERCURIEL
DU D. SELLE.

♃ Mercure. . . . . ℥ iij
Baume de soufre simple.. . . . . ʒ j
Mêlez exactement, et ajoutez peu-à-peu
Gomme ammoniaque liquéfiée. . ℔ ij
Cet emplâtre est un excellent résolutif des stases de nature syphilitique.

ÉMULSION DE QUARIN
CONTRE LA SCIATIQUE LOMBAIRE.

♃ Huile d'amandes douces. . . . ℥ j ß
Sirop de guimauve. . . . . . . ℥ ij
Jaune d'œuf, q. s.

Après avoir incorporé toutes ces substances , ajoutez :

     Eau commune. . . . . ℥ x
     Carbonate de potasse. . . . . . ʒ ß

On prend cette émulsion en trois verres à
une demi-heure de distance l'un de l'autre.

[Lorsque la maladie tient à l'abus des
acides. P.]

ÉMULSION DU D. WILLIS

CONTRE LES AFFECTIONS RHUMATISMALES.

℞ Racine fraîche d'arum. .   } ãa ʒ ij
   Gomme arabique. . . . . }
   Blanc de baleine. . . . . . . Ə ij
   Eau commune. . . . . ℥ v
   Eau de noix muscade. . . } ãa ʒ iv
   Sirop d'écorces d'oranges. }

Faites fondre la gomme dans une partie
de l'eau , de manière à former un mucilage
que vous agiterez avec le blanc de baleine
pour faire une pâte molle. Ajoutez la racine
d'arum que vous aurez préalablement réduite
en pulpe. Triturez le tout pour faire un mélange exact , versez-y peu-à-peu les eaux et
le sirop , et passez l'émulsion.

ESPÈCES VERMIFUGES.

℞ Absinthe marine (*absinthium
      scoriphium gallicum*. Lin.) 3 parties.
Tanaisie. . . . . . . }
Camomille. . . . . . } parties égales.
Gratiole.. . . . . une partie.

Le tout incisé très-menu et divisé en petits paquets d'une once que l'on fait infuser dans du vin blanc. On en fait boire un verre ou deux par jour avant les repas.

ESPÈCES PRO-THÉ (SPECIES PROTHEA.)

Pharmacopée autrichienne.

℞ Feuilles de véronique. . }
——— de lierre terrestre. . } ãa ℥ iij
——— de tussilage. . . . }
——— de scabieuse.. . . . }
——— de mélisse. . . . . } ãa ℥ ß
——— de sauge. . . . . . }

On les coupe grossièrement et on les fait infuser de la même manière et à la même dose que le thé ; on en prend quatre ou cinq tasses à jeun dans les rhumes , les catarrhes.

~~~~~~

ESSENCE SCILLITIQUE DE KEUP.

℞ Carbonate de potasse...... ℥iv
    Vinaigre scillitique préparé avec
    le vinaigre distillé........ ℨ xij

Mêlez et faites évaporer jusqu'à consistance de miel ; ajoutez :

    Alcohol à 36°.......... ℨ vj

Faites digérer pendant quelques jours et décantez.

On donne cette essence dans l'asthme et l'hydropisie, à la dose de 40 à 60 gouttes dans un véhicule approprié.

ESSENCE CARMINATIVE (1)
DE WEDELIUS.

℞ Racine de zédoaire....... ℥j
    Carline.........
    Calamus aromaticus...   ãa ℥ ß
    Galanga..........
    Fleurs de camomille rom.
    Semences d'anis.....   ãa ℨ ij
    ——— de carvi......

---

(1) Carminatif se dit des remèdes contre les vents. Son étymologie est *carminare*, carder, tirer ce qu'il y a de grossier, éplucher.
~~~~~~

Girofles. . . . . } aa 3 j ß
Baies de laurier . . . . }
Macis. . . . . 3 j
Ecorces d'oranges sèches . . 3 ij
Esprit de citron . . . . ℔ j
—— de nitre. . . . . 3 v

F. S. A.

Cette teinture est stomachique, carminative et emménagogue (1). La dose est depuis
demi-gros jusqu'à un gros.

ESSENCE ALEXIPHARMAQUE (2)
DE STAHL.

℞ Racine d'impératoire . . }
—— de carline. . . . . }
—— d'angélique . . . . } aa 3 iv
—— de pimprenelle bl. . }

Racine d'asclépias. . . . }
—— d'aunée . . . . . . }
—— de dictame blanc . } aa ℥ j
—— de contrayerva . . }
—— de valériane sauv.. }

Alcohol rectifié, q. s.

---

(1) Emménagogue, de *ἔμμηνα*, *menstrues*, et *ἄγω*,
je conduis.

(2) Alexipharmaque, de *ἀλέξω. je chasse*, *φάρμακον*,
le venin.

Les praticiens allemands prescrivent ce remède dans les fièvres lentes, et plus souvent dans les fièvres exanthémateuses (1), dans la petite vérole, la rougeole. La dose est de 20 à 30 gouttes ou même davantage.

[Lorsqu'il y a tendance à l'adynamie. P.]

ESSENCE DU D. WARD.

℞ Camphre. . . . . ℥j
    Esprit volatil aromatique de
      Sylvius. . . . . ℨ viij

On emploie cette essence en frictions dans les cas de paralysie, de rhumatismes chroniques, dans la céphalalgie, les meurtrissures et les contusions.

ESSENCE ANTI-HYSTÉRIQUE
DE LEMORT.

℞ Castoréum . . . . ℨ iv
  Assa fœtida. . . . . ℨ ij
  Huile volatile de sabine . ⎫
  ——— de rhue . . . . ⎬ ā̃ā ℨ ß
  Huile de succin. . . . . ℨ j
  Alcohol rectifié. . . . . ℥ x

---

(1) Exanthémateux, accompagné de boutons, de pustules, de taches, de ἐξανθέω, je fleuris.

Faites macérer et distillez, ensuite ajoutez
au produit :
Camphre . . . . ʒ j
Carbonate huil. d'ammoniaq. . ʒ ij
Distillez de nouveaux à siccité, ou bien
faites seulement macérer pendant quelques
jours, et filtrez.

On donne cette essence à la dose de 20 à
40 gouttes dans un véhicule approprié. Elle
convient aux affections nerveuses de l'utérus.

~~~~~~

ÉTHER ACÉTIQUE FERRÉ
DE KLAPROTH.

℞ Acétate de fer liquide. . . . . ʒ ix
Ether acétique alcoholisé. . . ʒ iij
Mêlez.

Cet éther se donne comme anti-spasmodique à la dose de quinze à quarante
gouttes.

ÉTHER MURIATIQUE
DE BRUGNATELLI

℞ Muriate de potasse oxigéné . . ʒ x
Alcohol concentré. . . . . . . ʒ v
Mêlez et ajoutez peu à peu :
Acide sulfurique . . . . ʒ v
~~~~~~

Laissez digérer à froid pendant la nuit et le lendemain ; décantez l'éther surnageant. S'il retient de l'acide sulfurique, ajoutez une portion de muriate suroxigéné de potasse pulvérisé, et filtrez, ou distillez à feu doux sur de la potasse liquide.

ÉTHER SULFURIQUE FERRÉ.

TEINTURE DORÉE DE HALL.

Voyez TEINTURE NERVINO-TONIQUE DE BESTUCHEF.

ÉTHIOPS VÉGÉTAL DE RUSSEL.

PRENEZ le varec appelé *chêne marin* (Fucus vesiculosus) ; faites le brûler dans un vaisseau découvert : vous aurez une poudre noire et fine.

Elle se prend à la dose d'un gros, comme fondante et résolutive, dans les engorgemens glanduleux, contre le goître, etc.

En y mêlant partie égale de sucre très-fin, on en fait un dentifrice propre à dissiper le relâchement scorbutique des gencives et raffermir les dents.

Avec le même varec, on prépare la conserve suivante :

GELÉE DE FUCUS DE RUSSEL.

℞ Fucus . . . . } aã ℔ ij
Eau de mer . . . .

Laissez-les en macération pendant quinze jours. Il se forme une espèce de gelée ayant la consistance du miel coulant.

On l'emploie avec succès pour frotter les glandes tuméfiées et engorgées, lorsque les remèdes intérieurs ont commencé à résoudre ces tumeurs.

Ce fucus séché se donne aussi intérieurement à la dose d'un gros, comme fondant.

La plante doit être cueillie vers le mois de juillet, tems auquel ses vésicules sont remplies d'un suc gélatineux.

FOMENTATION RÉSOLUTIVE

DE RICHTER.

℞ Eau. . . . . ℔xx
Vinaigre. . . . . ℔ ij
Nitrate de potasse. . . . . . ℥ viij
Muriate d'ammoniaque. . . . ℥ iv

On trempe des compresses dans cette solution, et on les applique sur les contusions,

les échymoses (1), les luxations, les fractures.

FOMENTATION DU D. JUSTAMOND.

℞ Muriate d'ammoniaque. . . . ℥j
  Esprit de romarin. . . . . . . ℔j
  Mêlez.

On applique des linges imbibés de cette
liqueur sur les tumeurs laiteuses des ma-
melles. On les renouvelle souvent.

[Le plus souvent les tumeurs laiteuses ne
veulent pas de traitement : c'est par le tems
seul et un régime convenable qu'elles se gué-
rissent. Cependant on peut employer cette
fomentation quand la tumeur est indolente,
et qu'elle tarde trop à se résoudre. P.]

FRONTAL HYPNOTIQUE (1).

℞ Feuilles de jusquiame. . .   ⎱
  Fleurs de pavot rouge. .   ⎰ aã ℥j

Pilez ces plantes sèches jusqu'à ce qu'elles
soient réduites en poudre ; ajoutez :

Opium brut dissous dans suffisante quantité
de vinaigre. . . . . ℥ vj

____

(1) Échimose, *sang extravasé*, de ἐκχύω, *je repands*.
(2) Somnifère, de ὕπνος, *sommeil*.

Faites une pâte que vous appliquerez sur le front du malade, entre deux linges, dans les fortes céphalalgies.

~~~~~~

GARGARISME DE QUARIN
DANS LA PARALYSIE DE LA LANGUE.

℞ Racine de pyrèthre pulvérisée. ℈jß
  Muriate d'ammoniaque. . . . . . ℈ij
  Eau de sauge. . . . . ℥viij
  Esprit de cochléaria. . . . . . ℨvj

Laissez en digestion toute la nuit ; le lendemain coulez et ajoutez :

  Miel. . . . . ℨiv

Donnez au malade pour s'en laver la bouche.

~~~~~~

GELÉE DE CHOUX ROUGES.

℞ Choux rouges. . . . . ℥x
  Colle de poisson. . . . . ℥ij
  Sucre. . . . . ℔j$\frac{1}{2}$

On fait bouillir les choux dans suffisante quantité d'eau ; on y ajoute la colle. Quand elle est fondue, on y verse le sucre ; on clarifie au blanc d'œuf ; on passe, et on fait rapprocher le tout en consistance de gelée.

Elle convient dans les rhumes et phthisie.

GÉLÉE DE LICHEN.

℞ Lichen d'Islande. . . . . ℥iij
Ichthyocolle. . . . . ℈jß
Sucre. . . . . ℥vij

Cette gelée convient aux personnes mena-
cées de phthisie pulmonaire. On la prescrit à
la dose de trois à quatre cuillerées le matin
à jeun.

GÉLATINE DE SÉGUIN.

℞ Colle de Flandre. . . . . ℔j℥iv
Sucre. . . . . ℔j
Eau de fleurs d'orange. . . . ℥ij

On la donne dans la fièvre intermittente.
La dose, pour les enfans, est de deux à quatre
gros par jour avant le paroxysme ; pour les
jeunes gens, de quatre à douze gros ; pour
les adultes, de douze à quarante gros.

GELÉE VERMIFUGE
DE MOUSSE DE CORSE.

℞ Mousse de Corse. . . . . ℔ivß
Vin rouge. . . . . . pintes xij
Cassonnade blanche. . . . . ℔xxiv

Mettez la mousse dans un bain-marie ; versez par-dessus le vin rouge ; laissez infuser vingt-quatre heures ; faites bouillir ; clarifiez et passez ; ajoutez le sucre, et faites réduire jusqu'à trente-six livres environ. Essayez-la en en mettant un peu refroidir.

Cette gelée convient aux enfans qui ont des vers : on leur en donne trois cuillerées par jour, chacune une heure avant chaque repas ; on continue pendant trois ou quatre jours.

GOUTTES ANTI-ARTHRITIQUES

D'ELLER.

℞ Ether alcoholisé. . . . . . . $\Big\}$ aa ℥j
Ammoniaque succiné liquide.

Mêlez.

On donne ces gouttes à la dose de vingt à trente dans un véhicule approprié, pour calmer les douleurs de goutte, de rhumatisme, ou dans les affections spasmodiques.

[Elle conviennent quand la goutte est atonique ; elles seraient nuisibles si la goutte tenait à un état général trop énergique. P.]

HUILE ACOUSTIQUE.

2 Huile de rhue par légère infusion. ʒiv
Huile tranquille. . . . . ʒij
Huile de térébenthine sul-
   furée.. . . . .
Teinture d'assa fœtida. .   } aã 10 g^ttes
—— d'ambre gris. . . .
—— de castoreum. . . .
Huile de succin rectifiée.

Mêlez toutes ces substances dans un flacon.
Cette huile fortifie l'organe de l'ouie : on en
introduit dans les oreilles avec un peu de
coton imbibé.

HUILE VERTE DE METZ
OU DE FEUILLET.

2 Oxide de cuivre vert. . . . . ʒiij
Sulfate de zinc. . . . . ʒjß
Huile de lin. . . . . . .
—— d'olives. . . . .   } aã ℥vj ʒij
Térébenthine.. . . . . ℥ij
Aloès succotrin.. . . . . ʒij
Huile volatile de genièvre.. . ʒiv
—— de girofles.. . . . . . . ʒj

Cette huile ne s'emploie qu'à l'extérieur :

elle ronge les chairs baveuses; elle mondifie les ulcères; elle cicatrise et prévient la gangrène. (On appelle aussi cette préparation BAUME DE METZ.)

INJECTION DU D. PRINGLE.

℞ Sulfate de zinc. . . . . . } aa ℥ iv
Alun calciné. . . . . . . }
Eau pure. . . . . ℔ ij

Mêlez et faites la solution.

On emploie cette injection dans la leucorrhée. La dose est d'une once à la fois.

[Lorsque la maladie tire à sa fin, encore l'emploi des injections de cette nature est-il toujours très-délicat. P.]

INJECTION DU D. YOUNG.

℞ Acétate de plomb liquide. . . . ℨ ij
Vinaigre distillé. . . . . ℥ viij
Eau de rose distillée. . . . . . ℔ j ß

Mêlez.

On s'en sert comme de la précédente.

INJECTION DU D. CLARE.

℞ Oxide gris de plomb. . . . . . ℈ xx
Sulfate de zinc. . . . . ℈ vj
Eau de roses. . . . . ℥ iv

Mêlez et agitez.

Cette injection s'emploie dans la blennorhagie.

[L'observation précédente est applicable à
cette préparation. P.]

INJECTION SÉDATIVE
DU D. HAMILTON.

℞ Extrait d'opium. . . . . . . 3 j à iij
 Eau chaude. . . . . ℔ j
Après la solution, ajoutez :
 Acétate de plomb liquide. . . 3 j à iij
Même usage que la précédente.

JULEP MUSQUÉ DE FULLER.

℞ Eau de roses. . . . . ℥ vj
 — de fleurs d'oranges. . . . . ℥ j
 — de cannelle orgée. . . . . ℥ ij
 — de pivoine composée. . . . ℥ j ß
 Musc. . . . . ⎱
 Ambre gris. . . . . ⎰ ãa ℈ ij
 Carbonate d'ammoniaque. ⎰
 Safran. . . . . ℈ j
 Essence de girofle. . . goutte j
 Confection alkermès. . . . . . 3 ij
 Sirop d'œillets. . . . . ℥ j ß
M. et F. S. A.

Ce julep se donne à la dose de quatre à six onces dans les affections spasmodiques, et les crampes d'estomac.

JULEP ÉCOSSAIS POUR LE CROUP.

℞ Eau de pouillot. . . . . ℥ iij
Sirop de guimauve. . . . ⎱
Sirop de Tolu. . . . . . ⎰ aã ℥ j
Mêlez.

On le donne par cuillerées de quart d'heure en quart d'heure.

LINIMENT D'AIL.

On le prépare en pilant de l'ail dans un mortier, avec partie égale de sain-doux : on en frotte la plante des pieds deux ou trois fois par jour; mais la meilleure manière de l'employer, est de l'étendre sur un linge et de l'appliquer en forme d'emplâtre. On le renouvelle soir et matin, parce que l'ail perd promptement sa vertu. C'est un bon remède contre la coqueluche et contre la plupart des autres toux opiniâtres.

(*Extrait de* Buchan.)

LINIMENT CARMINATIF DE WHITT.

℞ Baume anodin de Bates. . . . . ℥j
Huile de macis. . . . . ℥iv
Huile essentielle de menthe. . ℥ij
Mêlez parfaitement.

On en prend environ une cuillerée ordinaire, dont on frotte le malade vers la région de l'estomac, lorsqu'il vient de se coucher.

LINIMENT DE MUSTARD.

℞ Onguent épispastique. . . . . ℥j
Essence de térébenthine. . . . ℥iij
Camphre. . . . . ℥iv
On l'emploie dans la goutte et les rhumatismes.

LINIMENT RÉSOLUTIF DE POTT.

℞ Huile essentielle de térébenth^e. ℥ij
Acide muriatique. . . . . . . ℥j
Mêlez.

On s'en sert dans les rhumatismes, les douleurs arthritiques; on en frotte les loupes et tumeurs enkystées (1).

---

(1) Enfermées dans un sac membraneux, d'ἐν, dedans et κύϛις, sac.

LINIMENT DIURÉTIQUE DE KUSER.

℞ Huile de thérébenthine. . . . ʒj
Jaune d'œuf frais. . . . . . . ʒij

On les agite dans un mortier de verre jusqu'à parfait mélange, puis on verse peu-à-peu en agitant toujours :

Eau de menthe poivrée. . . . ʒiij

On fait des frictions sur la région inguinale avec ce liniment ; on l'emploie contre l'ischurie spasmodique (1).

LINIMENT ANTI-SPASMODIQUE
DU D. SELLE.

℞ Onguent d'althéa. . . . . ʒij
Camphre. . . . . }
Laudanum liquide de Sy- } ãa ʒj
denham. . . . . }

Mêlez.

Ce liniment est très-efficace dans tous les mouvemens spasmodiques des intestins. On en frotte le bas-ventre avec quelques gros par jour, à différentes reprises, et on le couvre ensuite d'une flanelle chaude.

---

(1) Rétention d'urine par spasme, de ἰσχις, rein.

LINIMENT SAVONNEUX CAMPHRÉ
DE FERRIAR.

℞ Onguent digestif jaune. . . . . . ℥ j
   Camphre. . . . . ℨ ij
   Savon verd ou de térébenthine. ℨ iv
Mêlez.
Même usage que les deux précédens.

LINIMENT STIMULANT ANGLAIS;
OU BAUME DE VIE EXTERNE.

℞ Savon médicinal. . . . . . ℨ viij
Divisez-le et ajoutez :
   Huile essentielle de térébent. ℥ viij
   Esprit de serpolet. . . . . ℔ iv
   Ammoniaque liquide. . . . ℨ ij à ℥ viij
Quelquefois on y ajoute une livre d'eau
pour en faire une embrocation résolutive.

On emploie le baume de vie externe dans
la paralysie, la fausse ankylose (1), les tumeurs froides, l'arthrodynie (2).

---

(1) Soudure de deux os ensemble, dans laquelle le
membre est ordinairement courbé, de *ἀγκύλος, courbé.*
(2) Douleur chronique des articulations.

LIQUEUR DU D. SWEDIAUR

POUR LES APHTHES (1).

℞ Borax en poudre. . . . . ℥ij
Teinture de myrrhe. . . } āā ℥j
Eau de roses distillée. . . }
Miel rosat. . . . . ℨij

On imbibe un plumaceau avec cette liqueur, et on en touche les aphthes plusieurs fois dans la journée.

LIQUEUR DE PRESSAVIN.

On prend partie égale de tartrite acidule de potasse et de mercure précipité de son nitrate par la potasse. On fait dissoudre ce mélange dans vingt fois son poids d'eau distillée. On filtre la liqueur. Ce tartrite de mercure liquide s'emploie à la dose de deux cuillerées par chopine d'eau distillée : on en prend trois ou quatre verres à ratafia par jour avec une tisanne appropriée.

---

(1) Petits ulcères ou tubercules qui affectent la membrane muqueuse de la bouche . et y causent une chaleur brûlante. Aphthe vient de ἅπτω, *j'enflamme.*

La liqueur de Pressavin est un anti-dar-
treux et un anti-vénérien.

~~~~~~

LOOCH D'AMIDON (PH. D'EDIMBOURG.)

℞ Amidon. . . . . ℨ ij
Cachou. . . . . ℨ j
Sirop de Tolu. . . . . . . ⎫
Blanc d'œufs battu dans ⎬ aã ℥ j
un peu d'eau. . . . . ⎭
Faites un looch S. A.
On l'emploie dans les diarrhées rebelles.

LOOCH SAVONNEUX (PH. D'EDIMBOURG.)

℞ Savon médicinal. . . . . ℨ j
Huile d'amandes douces. . . . ℥ j
Sirop de limon. . . . . ℨ jß
Mêlez et faites un looch.

LOOCH DE GORDON.

℞ Sirop de chou rouge. . . . . ℔ j
Safran gâtinois. . . . . ℨ iij
Eau. . . . . ℥ viij
Faites bouillir un moment, et passez-le au
travers d'une étamine.
~~~~~~

On le donne par cuillerées dans l'asthme humide, dans les rhumes et les maladies de poitrine.

MARMELADE DE TRONCHIN.

℞ Pulpe de casse. . . . . . } ãa ℥j
   Manne en larmes. . . . . }
   Huile d'amandes douces. } ãa ʒiv
   Sirop de guimauve. . . . }
   Eau de fleurs d'orange. . . . ʒij

M. S. A.

On la prend par cuillerées d'heure en heure dans la matinée, la moitié en un jour, et l'autre le lendemain. On boit un bouillon léger par-dessus.

Cette marmelade est un purgatif doux qui convient aux personnes délicates dans les maladies catarrhales.

MERCURE SOLUBLE D'HAHNEMANN.

Cette préparation n'est autre que l'oxide gris de mercure qui est identique, soit qu'on l'obtienne en faisant à froid une dissolution de mercure pur dans l'acide nitrique étendu,

en y ajoutant une égale quantité d'eau distillée, en décomposant la dissolution par le
carbonate d'ammoniaque, et en lavant et
séchant le précipité, soit en faisant bouillir
du muriate simple ou du nitrate concret de
mercure dans une solution de potasse caustique.

Ce précipité se donne dans les maladies
vénériennes, depuis un grain jusqu'à six, en
poudre ou en pilules.

MIXTURE PECTORALE DE QUARIN.

℞ Gomme ammoniaque dissoute
    dans un jaune d'œuf. . . . . . ℥ij
Extrait d'aulnée. . . . . Ꝺij
Eau d'hysope. . . . . ℥viij
Oximel scillitique. . . . } āa ℥jß
Sirop d'hysope. . . . . . }

On administre cette mixture par cuillerées
dans l'apoplexie accompagnée de toux, avec
sifflement et difficulté de rendre une matière
pituiteuse et tenace, qui menace le malade
de suffocation.

MIXTURE PECTORALE

DE BOERHAAVE.

℞ Vinaigre scillitique. . . . . . . ℥vj
    Oximel scillitique. . . . . . . ℥iij
    Sulfate de soude. . . . . ℥j
    Décoction d'orge perlé. . . . ℥viij
    Eau distillée d'hysope. . . . . ℥iv

On donne une once de cette mixture toutes les demi-heures dans la péripneumonie.

[Lorsque l'expectoration est abondante et un peu difficile. P.]

MIXTURE ANTI-LÉTHARGIQUE

DU D. FRANCK.

℞ Esprit de menthe poivrée. . . . ℥vj
    Laudanum liquide de Sydenham. ℥iv
    Ether sulfurique. . . . . ℥vj

Mêlez et faites prendre une cuillerée à café de ce mélange au malade de quart d'heure en quart d'heure.

[Il faut supposer que cette léthargie tient alors à une débilité nerveuse profonde. Pour l'emploi de ce médicament le médecin doit consulter l'observation du docteur Franck. P.]

MIXTURE DE QUARIN DANS L'ICTÈRE.

℞ Extrait liquide de dent de lion. ⎫
Acétate de potasse. . . . . . ⎬ aͨa ℥iv
Extrait de ciguë depuis x ℥ jusqu'à xx
Eau de fenouil. . . . . ℥vj
Sirop des deux racines. . . . . ℥j

On en donne deux cuillerées toutes les trois ou quatre heures.

MIXTURE ANTI-SYPHILITIQUE

DE CIRILLO.

℞ Miel égyptiac. . . . . ℥ijß
Eau pure. . . . . ℥ij
Mêlez.

On applique deux fois par jour sur les ulcères vénériens une compresse imbibée de cette mixture.

MIXTURE RÉSOLUTIVE DU D. SELLE.

℞ Muriate d'ammoniaque. . ⎫
Vin émétique. . . . . . ⎬ aͨa ℥ij
Oximel simple. . . . . ℥ij
Eau de camomille distillée. . . ℥x
Mêlez.

On donne cette mixture à la dose d'une

demi-tasse toutes les heures, dans les fièvres où l'on a des stases opiniâtres à combattre.

MIXTURE RÉSINO-SAVONNEUSE

DE PLENCK.

℞ Résine de Gayac. . . . . $\Big\}$ aa ℥j
Savon amygdalin. . . . .
Alcohol rectifié. . . . . ℥ viij

Faites une teinture s. a., et filtrez.

On emploie cette teinture liquide, ou on la fait évaporer à siccité. On donne le savon sec à la dose de 18 grains, ou la teinture à la dose d'un gros dans une boisson appropriée. Ce remède convient dans la goutte et les rhumatismes.

MIXTURE SAVONNEUSE PURGATIVE

DU MÊME.

Elle se prépare comme la précédente en employant le jalap au lieu de gayac.

Elle purge bien et sans coliques les enfans; on la leur donne à la dose d'un gros ou un gros et demi liquide, ou dix à vingt grains sèche.

MIXTURE DE QUARIN

CONTRE L'HÉMOPTYSIE (1).

℞ Eau de fleurs de coquelicot. . ℥viij
Gomme arabique. . . . . . . ʒiv
Sulfate acide d'alumine. . . . ʒß
Sirop de diacode. . . . . . . ℥j
Elle se donne par cuillerées.

[On ne doit l'employer que dans les hémo-
ptysies passives. Dans le cas contraire, on
doit faire précéder les moyens généraux, la
saignée, etc. P.]

MIXTURE DE BOYLE

CONTRE LES APHTHES.

℞ Suc de grande joubarbe. .
Miel. . . . . } ãa ℥j
Sulfate acide d'alumine. . . . Ɖj
On en bassine les aphthes toutes les heures.

---

(1) Crachement de sang d'αἷμα, *sang*, et πτύσις,
crachement.

MIXTURE LITHONTRIPTIQUE (1)
DE DURANDE.

℞ Ether sulfurique. . . . . ʒvij
    Essence de térébenthine. . . . ʒiv

On en prend douze ou vingt-quatre gouttes le soir dans un peu d'eau sucrée.

MIXTURE BALSAMIQUE DE FULLER.

℞ Baume de Copahu. . . . . . . ʒiij
    Jaune d'œuf. . . . . ʒjß
    Sirop de baume de Tolu. . . . ℥jß
Mélangez et ajoutez :
    Eau de cannelle, ou vin blanc
       généreux. . . . . ℥vj

On donne cette mixture à la dose d'une cuillerée matin et soir, dans la toux catarrhale chronique, la pituite, ou la blennorhée (2) chronique.

MIXTURE FONDANTE DE MUTZEL.

℞ Tartrite de potasse . . . . . . ʒiv
    Extrait de gentiane. . . . ⎱
    ———— de centaurée . . . . ⎰ aa ʒij
    Eau . . . . ℥viij

---

(1) Remède que l'on croit propre à dissoudre ou diviser la pierre, de λίθος, *pierre*, et τρίβω, *je brise.*

(2) Blennorhée, écoulement muqueux, de βλέννα, *mucosité*, et ῥέω, *je coule.*

On en donne une demi-once toutes les deux heures aux malades qui ont des obstructions au foie.

MIXTURE DE MYRRHE ALCALISÉE
DE GRIFFITH.

℞ Myrrhe choisie. . . . . ℨ ij
Carbonatte de potasse . . . . ℨ j
Triturez exactement et ajoutez :
Eau de menthe. . . . . ℥ xiij
Alcohol de menthe. . . . . . ℥ j ß
Sulfate de fer . . . . g̃ xx à xxx
Sirop de Tolu . . . . ℥ j
Mêlez.

On en prend quatre cuillerées trois fois par jour; savoir, le matin, deux heures après le dîner, et en se couchant.

Elle convient dans la cachexie hydropique, dans la faiblesse qui suit les fièvres adynamiques, dans la pituite, la leucorrhée.

MIXTURE POUR LE CROUP.

℞ Assa fœtida. . . . . ℨ ij
Esprit de Mindererus. . . . . ℥ j
Eau de pouillot. . . . . ℨ iij
F. S. A.

On donne cette mixture par cuillerées toutes les heures.

MIXTURE ACIDE DU D. SELLE.

℞ Acide sulfurique . . . . ʒ j
  Oximel simple . . . . ℨ iv
  Eau pure. . . . . ℨ xx

Dans les fièvres putrides, on fait prendre toutes les heures une tasse pleine de cette mixture. Dans la galle, il faut commencer par une moindre dose.

MIXTURE DIAPHORÉTIQUE du même.

℞ Nitre antimonié. . . . . ʒ ij
  Esprit de Mindererus . . . . . ℨ iv
  Eau de fleurs de sureau . . . . ℨ viij
Mêlez.

Cette mixture est employée dans les fièvres aiguës, où l'on doit provoquer la transpiration et rafraîchir en même tems. On en donne toutes les heures une demi-tasse.

ONGUENT DE MONTPELLIER.

℞ Onguent d'althæa . . . . }
  —— rosat. . . . .
  —— populeum . . . . . } aã ʒ ij
  Miel. . . . .
Mêlez exactement.   8

Cet onguent est employé contre les hémorroïdes.

ONGUENT BLANC CAMPHRÉ,
DE LA PHARMACOPÉE DE VIENNE.

℞ Blanc de céruse. . . . . . ℔ j ℥ xiv
 Axonge . . . . ℔ iij ℥ xij
On fait chauffer et on agite jusqu'à ce que la masse ait la consistance d'onguent ; on y ajoute :

 Camphre en poudre. . . . . ℥ ij ℨ vj
On mêle et on coule l'onguent, qui s'emploie contre les brûlures et les contusions suivies d'inflammation.

ONGUENT DU VAL-DAJOT.

℞ Huile d'olive très-fine. . . , . ℔ iv
 Poix résine . . . . }
 —— blanche . . . . } a̅a̅ ℔ ij
 Cire jaune. . . . . ℔ j
On fait fondre le tout dans une bassine, sur un feu doux, en ajoutant au fond un peu d'eau chaude pour servir de bain-marie. Quand tout est liquide, on jette dans la bassine :

Feuilles de sauge contuses. iv poign.
—— de rhue . . . .⎫
—— d'absynthe. . . . . ⎬ ãã j poig.

On fait chauffer et évaporer jusqu'aux trois quarts de l'humidité, en agitant sans discontinuer avec une spatule de bois ; on passe avec forte expression, on laisse refroidir ; on fait fondre de nouveau et on ajoute :

Essence de térébenthine. . . . . ℥ iv

On passe au travers d'un linge, et l'on agite l'onguent jusqu'à ce qu'il soit refroidi.

Cet onguent est employé dans les luxations.

ONGUENT DE RICOUR.

℞ Huile rosat. . . . . ℥ xij
Cire blanche. . . . . ℥ viij
Céruse. . . . . ℥ iv
Litharge.. . . . . ℥ ij
Sur la fin de la cuite :
Baume du Pérou liquide.. . . . ʒ iv

Cet onguent s'applique sur les ulcères indolens.

ONGUENT DE L'ABBAYE DUBEC.

℞ Axonge. . . . . } āa ℔j
Poix de Bourgogne. . . }

Résine. . . . . } āa ℥v
Poix navale. . . . . . . }

Cire jaune. . . . . ℥x
Oliban en poudre. . . . . . . ℥x

F. S. A.

Cet onguent a le même usage que le précédent.

ONGUENT DU DUC.

℞ Huile de noix. . ; . . . . . . ℥viij
Fleurs de soufre. . . . . ℥ij

Mettez le tout au bain de sable pendant
une demi-heure, ou jusqu'à ce que le soufre
soit dissout, et que l'huile soit devenue rouge;
ensuite on fait fondre et on colore avec s. q.
d'orcanette :

Axonge. . . . . ℥viij
Cire jaune. . . . . ℥j

On passe par un linge, et on coule l'onguent dans un mortier de marbre pour y
mélanger exactement le baume de soufre
ci-dessus.

ONGUENT DU D. SWEDIAUR

POUR LES ENGELURES.

℞ Amandes amères mondées. . . ℥ viij
Miel. . . . . ℥ vj
Camphre. . . . . ℈ iv
Farine de moutarde. . . . . . ℥ ß
Alun calciné. . . . . ⎫
Oliban en poudre. . . .   ⎬ aã ℥ ij
Trois jaunes d'œufs.   ⎭

Mêlez et formez-en une pâte.

Faites avec cette composition de légères frictions sur les engelures, et quelques momens après lavez-les avec de l'eau tiède, ou mieux encore mettez par-dessus, et conservez pendant quatre heures des gants ou des chaussons.

OPIAT ANTI-LEUCORRHÉEN.

℞ Séné en poudre. . . . . ℥ j ß
Limaille de fer. . . . . ℥ j
Cannelle. . . . . ℈ j ß
Miel s. q.

On divise cet opiat en trente-deux doses pour seize jours, une le matin, une le soir.

On le donne dans les flueurs blanches et les pâles couleurs.

OPIAT ANTI-LEUCORRHÉEN
DE TISSOT.

℞ Conserve de roses rouges. . . ℥iij
Conserve de romarin. . . ⎱
Quinquina. . . . . ⎰ ãa ℥j
Macis. . . . . ʒij
Cachou. . . . . ʒij
Essence de cannelle. . gouttes n° iij

Incorporez avec s. q. de sirop d'écorces d'oranges.

On donne cet opiat à la dose de deux gros matin et soir.

OPIAT STOMACHIQUE D'HELVÉTIUS.

℞ Limons confits. . . . . ℥j
Noix muscades confites. . . . ʒiij
Girofles confits. . . . . ℥j
Gingembre confit. . . . . . . ℥ij
Opiat de Salomon. . . . . . . ʒiv
Cannelle. . . . . ʒiij
Cascarille. . . . . ʒß
Huile essent. de cannelle. gout. x
—— de girofles. . . . . . . Ðij
Sirop d'œillets q. s.

Ce stomachique est aphrodisiaque. La dose est depuis un scrupule jusqu'à un gros.

OPIAT FÉBRIFUGE DE TISSOT.

℞ Poudre de centaurée. . . ⎫
—— de myrrhe. . . . . . ⎬ $\tilde{a}a$ ʒj
—— d'absinthe. . . . . ⎪
Conserve de genièvre. . . ⎭

Sirop d'absinthe s. q. pour faire un opiat épais. La dose est de deux gros.

OPIAT DU D. LARREY.

℞ Baume de Copahu. . . . . . . ʒß
Gomme arabique.. . . . . ʒjß
Sucre. . . . . ʒvj
Eau de menthe poivrée q. s.

Cet opiat termine les gonorrhées rebelles. On en prend matin et soir un ou deux gros enveloppé dans un morceau d'hostie mouillée. Pendant l'usage de cet opiat, il faut manger peu et s'abstenir de crudités.

OPIAT ou PATE DU D. WARD

POUR LES HÉMORROÏDES.

℞ Racine d'aunée. . . . . ℔iij
Graine de fenouil. . . . . . . ℔iij
Poivre noir. . . . . ℔j

Réduisez ces substances en poudre fine, et passez-les au tamis de soie, incorporez-les dans un mélange de deux livres de miel et autant de sucre.

La dose est la grosseur d'une muscade que l'on prend trois fois par jour en buvant par-dessus un verre de tisane appropriée.

OPIAT VERMIFUGE DE MALOET.

℞ Sel de seignette en poudre. ⎫
   Jalap *idem*. . . . . ⎬ aa ℨj
   Valériane *idem*. . . . . . ⎭
   Oximel scillitique . . . . . . ℥ iv

Le tout bien mêlé.

On en donne une demi-once, et même une once par jour aux personnes tourmen-tées par les vers, même par le tænia.

OSMAZÔME DE THÉNARD.

On choisit un muscle sans graisse, on le hache en pâte très-menue; on verse dessus, peu-à-peu, de l'eau froide et on le malaxe. On passe cette eau au travers d'un linge propre et on la fait chauffer; on écume quand elle bout; on la filtre ensuite, et on évapore jusqu'à consistance d'extrait.

L'osmazôme, donné à la dose d'un gros, excite par sa saveur les organes digestifs et les dispose à absorber les principes nourriciers. Il sert à rappeler l'appétit des convalescens sans charger leur estomac.

On prépare avec cette substance une poudre nutritive très-commode pour les voyages. La voici.

℞ Osmazôme sec. . . . . ℥ j
  Gélatine séche . . . . ℥ j
  Gomme arabique. . . . . . . ʒ ij
  Clous de gérofle . . . . . ⎫
  Poivre concassé . . . . . ⎬ ãa g̃ xij
  Semences de céleri. . . . ⎪
   —— de daucus carota . . ⎭

On fait bouillir trois onces de cette poudre dans une pinte d'eau, on y ajoute un peu de sel ; on passe, et l'on a un bouillon très-agréable et fort sain.

~~~~~~

PASTILLES D'ENULA CAMPANA.

℞ Poudre d'enula campana . . . ℥ ß
  —— d'iris. . . . . ʒ j
  Sucre . . . . ℔ j
  Mucilage, q. s.

9
~~~~~~

On donne ces pastilles à la dose d'une demi-once par jour dans le scorbut, l'hydropisie, la chlorose (1).

PASTILLES VERMIFUGES

DE BARTHEZ.

2. Sucre . . . . ℔ j
   Muriate doux de mercure . . ʒ ij
   Mucilage, q. s.

Faites des pastilles de la grandeur d'une pièce de 20 sous.

Ces pastilles se donnent aux enfans attaqués de vers, à la dose d'une ou deux par jour. Les adultes peuvent en prendre de six à huit.

PASTILLES DE GENG-GENG.

2. Geng-geng en poudre. . . . . ʒ v
   Vanille. . . . . ʒ x
   Essence d'ambre . . . . gouttes x
   Teintures de cantharides . . . ʒ v
   Huile de cannelle. . . . gouttes ʟ
   Sucre . . . . ℔ x
   Mucilage, q. s.

Divisez en tablettes de 24 à 30 grains.

____

(1) Pâles couleurs, de χλωρὸς, *verdâtre.*

Ces pastilles excitantes servent, dit-on , à ranimer les forces des organes de la génération. On en prend quatre ou cinq à une heure de distance.

PASTILLES PECTORALES , INCISIVES

ET CALMANTES DU DOCTEUR A. JOBARD.

℞ Ipécacuana . . . . ℥ ij
    Opium gommeux. . . . . . . ℥ j
    Squammes de scille sèches . . g̃ lxiv
    Oxide d'antim. sulfuré rouge . g̃ lxij
    Sucre blanc . . . . ℥ iij
    Mucilage de gomme adragant, q. s.

Cette quantité doit faire environ 400 pastilles ; mais il faut les faire plus petites pour les enfans. On n'en prend qu'une à la fois toutes les deux heures.

~~~~~~~~~~~~~~~~~~~~~~~~~~~~

PETIT LAIT DU D. WEISSE

POUR DÉTRUIRE L'HUMEUR LAITEUSE.

℞ Gallium luteum . . . . . . ⎫
    Fleurs de sureau. . . . . ⎪
    Fleurs d'hypericum . . . ⎬ ãa Ɉ j
    ———— de tilleul . . . . . ⎭

    Séné mondé . . . . ⎫ ãa ℥ j
    Sulfate de soude. . . . . ⎭
~~~~~~~~~~~~~~~~~~~~~~~~~~~~

On fait infuser le tout dans une chopine de petit-lait bouillant; on passe au bout d'une heure.

Le malade prend ce remède le matin en trois verres, à une demi-heure de distance, pendant 12 à 15 jours.

PETIT LAIT EN POUDRE
POUR LES VOYAGES.

℞ Sel de lait. . . . . ℥ij
Gomme arabique. . . . . ℥ ß
Sucre . . . . ℥j
Dissolvez dans une pinte d'eau.

~~~~~~

PILULES FÉBRIFUGES ANGLAISES.

℞ Tartre stibié. . . . . g̃ xviij
Sel d'absinthe. . . . .
Muriate d'ammoniaque. . } ãa ℈j
Quinquina. . . . . ℥j
Sirop de quinquina, q. s.
Formez du tout 12 pilules dont on prend quatre par jour avant l'accès.
~~~~~~

PILULES TONIQUES DE BACHER.

℞ Extrait de racine d'ellébore
noir. . . . . } aã ʒj
Extrait de myrrhe à l'eau.)
Poudre de chardon bénit. . . ʒ iij
Nota. Il est important d'employer l'ellébore
noir qui croît en Suisse.

PILULES STOMACHIQUES

DE CADET (1).

℞ Aloës. . . . .)
Sel essentiel de quinquina } aã g̃ viij
Résine de gayac. . . . .)
Savon médicinal. . . . . g̃ xxiv
Gomme ammoniaque. . . . . g̃ vj
Æthiops martial. . . . . g̃ iv
Pour douze pilules dont on prend deux en
se mettant à table.

PILULES TONIQUES DE STOLL.

℞ Limaille de fer. . . . . .)
Extrait de petite centaurée. } aã ʒ ij
Gomme ammoniaque. . .)
Sirop de fumeterre , q. s.

______

(1) Le chirurgien.

PILULES ANTI-DYSSENTÉRIQUES

DU D. WILLIS.

℞ Cire jaune. . . . . ℥ iv
Blanc de baleine. . . . . ⎫
Cachou. . . . . ⎬ aã ʒ j
Huile essentiel. de cannelle. gout. xij

Faites des pilules de six grains.

Ce médicament est employé dans les dyssenteries opiniâtres. On prend trois pilules par jour.

PILULES ASTRINGENTES

DE CAPURON.

℞ Cachou. . . . . ℈ xij
Alun. . . . . ℈ vj
Opium. . . . . ℈ ij

Mêlez. Faites des pilules de 5 grains.

On en prend une ou deux par jour dans les gonorrhées.

PILULES D'ALUN D'HELVÉTIUS.

℞ Alun de roche. . . . . ʒij
Sang-dragon en poudre. . . . ʒj

On fait liquéfier l'alun dans une cuiller de fer, on y ajoute le sang-dragon ; on en forme une pâte que l'on divise en pilules de trois grains, tandis que le mélange est chaud.

Ces pilules sont astringentes. On les donne de six, douze et trente-six grains, dans les pertes, les hémorrhagies, le flux hémorroïdal, le crachement de sang qui vient de l'estomac.

PILULES ANTI-ICTÉRIQUES

DE BUCHAN.

℞ Aloès succotrin. . . . . . . ⎫
Rhubarbe. . . . . ⎬ ãã ʒj
Savon médicinal. . . . . ⎭
Sirop commun, quantité suffisante.
Faites des pilules de cinq à six grains.

On en donne cinq à six, deux ou trois fois par jour, dans la jaunisse.

PILULES DE GREDING

CONTRE L'ICTÈRE.

℞ Extrait de belladona. . . . . . g̃xxiv
Poudre des feuilles de la même
plante. . . . . g̃xv
Faites des pilules d'un demi-grain.

On en donne deux tous les jours, une le matin, une le soir. Les malades éprouvent une chaleur considérable de tout le corps , des battemens plus fréquens des artères, une sorte d'ivresse et des sueurs. Ces symptômes font place à des selles verdâtres et des urines copieuses : la guérison s'achève par la rhubarbe et le sulfate de magnésie.

(Extrait de QUARIN.)

PILULES FONDANTES DE LEMONIER ,

MÉDECIN DU ROI.

℞ Safran de mars apéritif. . . . . . ℈ ij
   Myrrhe choisie. . . . . . .
   Gomme ammoniaque. . .
   Galbanum. . . . .   ãã ℈j.
   Aloès succotrin. . . . . .
   Muriate doux de mercure.
   Soufre doré d'antimoine. .   ãã ℥ xij

Incorporez le tout avec suffisante quantité de sirop des cinq racines apéritives , et faites en des pilules de trois grains chaque.

On en donne trois le matin aux malades affectés d'obstructions, et trois une heure avant le souper.

PILULES FONDANTES DE H. SMITH.

℞ Gomme ammoniaque. . . . } aa ℥jß
Savon médicinal. . . . . }

Racine de scille. . . . . } aa ℥ ß
Poudre diaromaton. . . . }

Huile volatile de genièvre. gouttes xx
Sirop d'écorces d'orange, q. s.

Faites des pilules de cinq grains.

On prend tous les trois jours quatre de ces pilules, et l'on boit par dessus quatre onces de décoction de garance.

Elles conviennent dans la jaunisse et les affections hépatiques (1).

PILULES FONDANTES DE RICHTER.

℞ Gomme amoniaque. . . . }
Assa fœtida.. . . . . . }
Savon médicinal. . . . . } aa ℥ij
Racine de valériane.. . . }
Fleurs d'arnica montana. }

Tartrite de potasse antimonié dissous dans l'eau. . ℈ viij à x

Mêlez. Faites des pilules de quatre grains.

____

(1) De ἧπαρ, *foie.*

On donne ces pilules dans les mêmes cas que les précédentes, tous les trois ou quatre jours.

PILULES INCISIVES

DU D. J.-J. LE ROUX.

℞ Scille en poudre. . . . . . . , . . ʒj
Extrait gommeux d'opium. . . ℈vj
Kermès minéral. . . . . ℈viij
Beurre de cacao, quantité suffisante
pour faire trente-six pilules.

Ces pilules conviennent dans les affections catarrhales ; on en donne trois à quatre par jour.

PILULES DE DIGITALE

DE WITHERING.

℞ Feuilles de digitale pourprée
sèches. . . . . } āā ʒj
Assa fœtida. . . . . }

On donne une ou deux de ces pilules le matin dans les affections hydropiques.

PILULES SPLÉNÉTIQUES (1).

♃ Gomme ammoniaque. . . ⟩ a̅a ℥ jß
Extrait d'aloès. . . . . . ⟩

Myrrhe choisie. . . . . . ⟩ a̅a ʒ ij
Poudre de racine de Bryone. ⟩

Faites des pilules de quatre grains.

Ces pilules conviennent dans l'hypocondrie, l'aménorrhée (2). Elles purgent à la dose de trois à six.

PILULES PURGATIVES DE HAEN.

♃ Extrait catholique (3). . . . . . ʒj
Résine de jalap. . . . . . ⟩ a̅a ℥ iv
Scammonée. . . . . . . ⟩
Alcohol pour ramollir les substances,
quantité suffisante.

---

(1) De σπλὴν , *rate.*

(2) Suppression des règles, de μὴν , *mois,* et ῥέω, *je coule.*

(3) L'extrait *catholique* est fait avec ,
Extrait d'aloès. . . . . ℥ j
——— d'ellébore noir. . . . . . ℥ ij
——— de coloquinte. . . . . . . ℥ j
Résine de jalap. . . . . ⟩ a̅a ℥ jß
Scammonée. . . . . ⟩

On l'emploie quelquefois, pour purger, à la dose de douze à dix-huit grains ; mais ce drastique violent ne convient qu'aux tempéramens flegmatiques. (P.)

On fait des pilules de quatre grains.

Ce violent drastique (1) ne se donne qu'à la dose de dix à vingt grains dans l'hydropisie et les maladies asthéniques.

PILULES DE PLUMIER.

℞ Muriate doux de mercure. ⎫ aa̅ ℥ iij
   Soufre doré d'antimoine.. ⎭
   Suc épuré de réglisse. . . . . ℥ij
   Mucilage de gomme arabique, q. s.
Formez des pilules de six grains.

Ces pilules se prennent à la dose de deux ou trois, matin et soir, dans les maladies de peau, ou dans les maladies syphilitiques. On boit sur chaque dose un verre de décoction de bois sudorifiques ou de salsepareille.

PILULES ÉCOSSAISES

DU D. ANDERSON.

℞ Emétique. . . . . ğ n° j
   Aloès succotrin. . . . . ğ n° xvj
   Mucilage de gomme adragant, s. q.
Faites du tout quatre pilules que vous roulerez dans la poudre d'iris.

---

(1) Purgatif très-énergique, de δράω, j'agis, j'opère.

Elles sont purgatives. On les donne à la dose d'une à deux.

PILULES ÉMÉTIQUES DE BOERHAAVE.

℞ Émétique. . . . . grains iv
   Mie de pain , q. s.
Faites quatre pilules.

On les prend dans les fièvres intermittentes. La dose est d'une à deux avant le paroxysme (1).

PILULES RELACHANTES DE BUCHAN.

℞ Savon blanc. . . . . ʒ jß
   Sagapenum. . . . . Ә j
   Extrait de pissenlit. . . . . . Ә ij
   Aloès succotrin. . . . . Ә j

Mêlez. Faites de pilules de trois grains chaque.

La dose de ces pilules, qui se donnent dans la constipation , est de trois à neuf que l'on prend en deux fois le matin et le soir.

------

(1) Accès. De παροξύνω , *j'excite.*

PILULES HYDRAGOGUES

DE JANIN, DE LYON.

℞ Séné. . . . . ℔ j
Acidule tartareux. . . . . . ℥ ij ʒ j ß
Agaric. . . . .
Mechoacan. . . . . . .
Rhubarbe. . . . .
Scammonée. . . . . . . } āā ℥ vj ʒ ij
Racines de bicone. . . .
Hermodactes. . . . . . .
Turbith gommeux. . . .
Gomme gutte. . . . . .
Trochisques alhandal. . . } āā ℥ ij
Muriate de mercure doux.
Tartrite de potasse anti-
  monié. . . . .
Carbonate de fer. . . . . } āā ℥ viij ß
Nitrate de potasse. . . .
Jalap. . . . . } āā ℔ j
Aloès succotrin. . . . .
Sulfure noir de mercure. . . . ℥ v
Eau commune. . . . . ℔ vj

Faites bouillir le séné et l'acidule tartareux dans les six livres d'eau pendant un quart d'heure ; passez ensuite avec forte expression ;

mettez la liqueur dans une marmite de fer
que vous placerez sur le feu ; ajoutez peu-à-
peu les autres substances que vous aurez
préalablement porphyrisées et mêlées exactement ; agitez ce mélange sans discontinuer,
et laissez-le sur un feu doux , jusqu'à ce qu'il
ait acquis la consistance pilulaire ; retirez la
bassine de dessus le feu , et divisez la masse
en pilules du poids de quatre grains. Roulez-
les dans de la poudre de jalap, et faites-les
sécher.

Elles sont très-purgatives. La dose est re-
lative à l'âge, et au tempérament du malade.

PILULES SCILLITIQUES

DE LA PHARMACOPÉE D'EDIMBOURG.

℞ Savon médicinal. . . . . ʒj
Scille pulvérisée. . . . . . ⎫
Nitrate de potasse. . . . ⎬ ãã ʒß
Baume de copahu, quantité suffisante.

On forme une masse que l'on divise en
pilules de quatre grains.

On les donne dans l'hydropisie, les réten-
tions d'urine. La dose est de trois à quatre
à jeun.

PILULES ANTI-ARTHRITIQUES
DE VICQ-D'AZIR.

℞ Résine de gayac. . . . . . } ā̃a ℥ j
Muriate doux de mercure. }
Savon médicinal. . . . . ℥ iv
Extrait de fiel de bœuf. . . . . ℥ ij
Gayac en poudre, quantité suffisante.

Faites des pilules de quatre grains. La dose est de deux à quatre, moitié le matin, moitié le soir.

PILULES FONDANTES DE VICQ-D'AZIR.

℞ Extrait de fiel de bœuf. . } ā̃a ℥ iij
—— de petite centaurée. }
Écorce de Winter. . . . } ā̃a ℥ j
Æthiops martial. . . . . }

Faites des pilules de quatre grains.

On les prescrit dans les obstructions. La dose est de quatre à six par jour.

PILULES STHÉNIQUES (1) DE BROWN.

℞ Kermès minéral. . . . . ḡ̃ xv
Opium pur. . . . . } ā̃a ḡ̃ x
Muriate doux du mercure. }
Baume du Pérou, suffisante quantité.

---

(1) Stimulantes, fortifiantes.

Pour faire des pilules d'un grain dont on prend une ou deux le matin, autant le soir.

Le D. Brown conseille ces pilules dans la phthisie pulmonaire, l'hydropisie, le spasme.

PILULES INCISIVES PECTORALES

DE BUCHAN.

℞ Oignons de scille frais. .
Gomme ammoniaque. . . $\Big\}$ aa ʒij
Graines de cardamome. .
Sirop commun, quantité suffisante.

On donne trois ou quatre de ces pilules deux ou trois fois par jour dans la phthisie commençante.

DRAGÉES ou PILULES DE KEYSER.

℞ Terre foliée mercurielle,
(acétate de mercure). . . . . ʒij
Sucre. . . . . ʒvj
Gomme arabique. . . . . . . ʒj
Guimauve en poudre. . . $\Big\}$ aa ʒiv
Amidon. . . . .
Mucilage de gomme arabique, quantité suffisante.

Faites des pilules de quatre grains que vous roulerez dans du sucre.

La dose est de deux à quatre par jour dans les maladies syphilitiques.

PILULES MERCURIELLES
DE RENAUDOT.

℞ Mercure revivifié du cinabre. . ʒ vj
Aloès succotrin. . . . . ʒ v
Rhubarbe. . . . . ʒ iij
Scammonée. . . . . ʒ ij
Agaric blanc. . . . . ʒ j
Sassafras. . . . . }
Cannelle. . . . . } aᷓ Əj
Macis. . . . . }
Miel de Narbonne, quantité suffisante.

Ces pilules conviennent dans les maladies de la peau; elles sont un peu purgatives. La dose est de douze à quarante-huit grains.

PILULES MERCURIELLES
DE BRUGNATELLI.

℞ Mercure purifié. . . . . }
Conserve de rose. . . . . } aᷓ ℥ j
Amidon. . . . . ℥ ij

Éteignez le mercure dans la conserve. Ajoutez, s'il est nécessaire, un peu de mucilage ; unissez-y l'amidon , et divisez la masse en quatre cent quatre-vingt pilules égales.

Elles contiennent un grain de mercure par quatre grains.

On les donne dans les maladies syphilitiques.

PILULES MERCURIELLES DE PLENK.

2̄ Mercure revivifié du cinabre. . ℥ j
  Mucilage de gomme arabique. . ℥ vj
Éteignez parfaitement le mercure, ensuite ajoutez :
  Extrait de ciguë. . . . . ℥ j
Faites des pilules de deux grains.

On donne quatre à six de ces pilules par jour, dans les maladies vénériennes.

PILULES MERCURIELLES

DU D. SEDILLOT AÎNÉ.

2̄ Pommade mercurielle. . . . . ℨ iij
  Savon médicinal. . . . . ℨ ij
  Amidon ou poudre de réglisse. ℨ j
Mêlez et faites des pilules de quatre ou six grains.

On en prend deux à trois par jour, dans les maladies vénériennes graves.

PILULES DE QUARIN

CONTRE L'ASTHME.

℞ Éponge marine calcinée. . . . . ℨ iv
Extrait de fumeterre. . .
Gomme ammoniaque. . . $\Big\}$ a͠a ℨ ij
Fleurs de soufre. . . . .
Sulfure d'antimoine. . . . . . ℨ j

Faites des pilules de trois grains.

On en prend six, et par degrés jusqu'à dix ou douze, trois fois par jour.

Elles conviennent principalement dans l'asthme causé par les scrofules, ou l'asthme humide.

PILULES ANTI-ÉPILEPTIQUES

ANGLAISES.

℞ Nitrate d'argent. . . . . ℥ j
Mie de pain. . . . . ℨ j

Malaxez très-exactement et divisez en vingt pilules, de manière que chacune ne contienne qu'un vingtième de grain.

On n'en donne qu'une à la fois.

PILULES DE QUARIN
CONTRE L'ÉPILEPSIE.

℞ Racine de valériane sauvage. . ℥ vj
Galbanum. . . . . }
Sagapenum.. . . . . . . } ãa ʒj ß
Assa fœtida. . . . . ʒj

Faites des pilules de trois grains.

On en donne deux à quatre aux femmes hystériques qui éprouvent des accès d'épilepsie.

PILULES BLANCHES DE BARTHEZ.

℞ Jalap. . . . . ℥ ß
Safran de mars. . . . . ʒ ij
Muriate doux de mercure. . . . ʒ ß
Cloportes. . . . . ℈ ij
Sirop des cinq racines, q. s.

Faites des pilules de quatre grains.

On donne deux de ces pilules par jour dans les maladies scrofuleuses.

PILULES CARMINATIVES DU MÊME.

℞ Assa fœtida. . . . . ʒ ij
Aloès succotrin. . . . . }
Sel de mars. . . . . . . } ãa ʒj
Gingembre en poudre. . }
Elixir de propriété, q. s.

Faites des pilules de quatre grains.

On en donne quatre ou cinq tous les soirs au moment de coucher le malade.

PILULES ANTHELMINTHIQUES

DE SCHMUCKER.

℞ Semences de cevadille. . ⎫
Miel. . . . . ⎬ ãã ℥ iv
Huile volatile de fenouil. gouttes xx

Faites des pilules de cinq grains.

La dose pour les adultes est de six le matin et le soir, pour les enfans une ou deux.

PILULES ANTI-CACHECTIQUES

DE HAEN.

℞ Savon médicinal. . . . . ℥ iv
Gomme ammoniaque. . . . . ℥ iij
Masse de pilules de Rufus. . . ℥ ß
Tincture de myrrhe, q. s.

On en fait des pilules de trois grains.

On en donne quatre tous les trois jours dans les pâles couleurs et suppressions des règles.

PILULES STOMACHIQUES DE SMITH.

℞ Résine d'aloès succotrin..
—— de sagapenum.   . .
Rhubarbe en poudre. . .
Poudre diaromaton. . . . } aã ʒj

Huile essentielle de menthe.
—— ————— —de gérofle. } aã x goutt.

Baume du Pérou liquide , q. s.

Faites des pilules de quatre grains.

On donne trois ou six de ces pilules tous les soirs dans la dyspepsie (1) , et les indigestions.

PILULES TONIQUES DU D. HULN,

OU PILULES DE MOSCOW.

℞ Extrait de racine de columbo.
—— de racine de gentiane.
—— de bois de quassia.. .
—— de fiel de bœuf. . . . } aã ʒij

Poudre de gentiane , q. s.

Divisez en pilules de quatre grains.

On donne ce remède à la dose d'une ou deux pilules immédiatement après le dîner.

---

(1) De δυς , *difficilement* ; πέπτω , *je digère*.

On boit par dessus une tasse d'infusion froide de quassia.

Elles conviennent dans les faiblesses d'estomac et les digestions paresseuses.

PILULES CUIVREUSES DE SWEDIAUR.

℞ Sulfate de cuivre ammoniacal. ʒ̃xvj
Mie de pain. . . . . ℈ iv
Carbonate d'ammoniaque liquide, q. s.

On divise la masse en quatre-vingt-seize pilules ; chaque pilule doit contenir un sixième de grain de sel cuivreux.

On en donne deux ou trois par jour dans l'épilepsie et les hémorragies rébelles.

PILULES DU D. SAINTE-MARIE,

POUR TERMINER LA GONORRHÉE.

℞ Conserves de roses rouges . . . ʒ iv
Sang-dragon. . . . . Ʒ iv
Muriate doux de mercure. . . . Ʒ j
Baume de Copahu. . . . . : . Ʒ j
Mêlez.

On en donne un demi-gros deux fois par jour, on peut aller jusqu'à deux scrupules pour les personnes robustes. L'usage de l'eau ferrée, coupée avec un quart ou une moitié de

bon vin aux principaux repas, seconde parfaitement bien les effets de ce remède.

PILULES DE QUARIN,

POUR TERMINER LES GONORRHÉES.

℞ Gomme arabique. . . . . . . ℥ iv
 Mastic en larmes.. . . . . . . ℥ ij
 Extrait de tormentille. . . . . ℥ j
 Térébenthine cuite, q. s.

Faites des pilules de quatre grains.

On en prend cinq à six le matin, autant le
soir.

PILULES ANTI-HYSTÉRIQUES.

DU D. SELLE.

℞ Galbanum. . . . .⎫
 Assa fœtida.. . . . . ⎬ aã ℥ iv
 Extrait d'angélique. . . . ⎭
 Castoreum. . . . . ⎫ aã ℥ j
 Safran. . . . . ⎭
 Opium. . . . . ℥ ß

Faites des pilules avec l'essence de castoreum du poids de deux grains.

Dans les spasmes hystériques on peut en
faire prendre depuis cinq jusqu'à huit avant
et après midi.

PILULES BALSAMIQUES
DE BOERHAAVE.

℞ Myrrhe. . . . . ℥ ij
Blanc de baleine. . . . . ℥ iv
Pilez et mêlez exactement ; ajoutez :
Térébenthine de Chio. . . . . ℥ iv
Poudre d'oliban, q. s. pour faire des
pilules de trois grains.

On en prend une toutes les trois heures, dans la phthisie pulmonaire.

PILULES TARTARÉES DE SCHRODER.

℞ Extrait sec d'aloès préparé avec
l'acide tartareux. . . . . ʒiv
Gomme ammoniaque en larmes. ʒj ß
Sulfate de fer. . . . . . }
Extrait de safran. . . . . } aa ℥ iv
Acétate de potasse. . . . . . . ʒj
Extrait de gentiane. . . . . . ℥ vj
Teinture de mars tartarisée, q. s.

Faites des pilules de 6 grains.

On prescrit ces pilules dans les fièvres intermittentes, la jaunisse, la chlorôse et les obstructions.

La dose est de quatre à huit. Elles purgent légèrement.

POMMADE ANTI-OPHTALMIQUE

DE M. DESAULT.

℞ Précipité rouge (oxide rouge de mercure.) . . . . .
Oxide de plomb demi-vitreux. . . . .
Tuthie préparée.. . . . .
Alun calciné. . . . . . . } $\tilde{a}a$ 3j

Muriate suroxigéné de mercure. $\tilde{g}n^o$ 12

Broyez le tout sur le porphyre, et incorporez-le dans suffisante quantité d'onguent rosat ou avec du cérat non lavé. On peut colorer la pommade avec,

Cinabre. 3j

Nota. Pour appliquer convenablement cette pommade dans les maladies des yeux et les dartres, il faut lire ce que M. Alibert dit sur la théorie des ophtalmies. (*Voyez* son *Traité de Matière Médicale.*)

POMMADE DE LYON

POUR LES YEUX.

℞ Onguent rosat. 3j
Oxide de mercure rouge. . . . $\tilde{g}$ viij

POMMADE OPHTALMIQUE DE JANIN.

℞ Saindoux. . . . . ℨiv
Tuthie. . . . . ⎱
Bol d'Arménie. . . . . . ⎰ aã ℨij
Précipité blanc. . . . . ℨj

On lave plusieurs fois le saindoux dans l'eau de roses; on y mêle très-exactement dans un mortier de verre les drogues bien pulvérisées.

POMMADE DE GRANDJEAN.

℞ Onguent populeum. . . . . . . ℔jß
Cire jaune. . . . . ℥ix
Huile d'olive. . . . . ℔j
Cantharides. . . . . ℨxij

F. S. A. une pommade.

Cette pommade est épispastique. On la met derrière les oreilles pour détourner l'humeur qui se porte aux yeux.

POMMADE OXIGÉNÉE D'ALYON.

℞ Axonge. . . . . ℔j
Acide nitrique. . . . . ℥jß

Faites fondre la graisse, versez-y peu-à-peu l'acide, en agitant vivement. Tenez le mélange sur le feu jusqu'à ébullition, laissez

refroidir. Cette pommade est anti-herpé-
tique (1).

POMMADE MERCURIELLE DE CIRILLO.

℞ Muriate suroxigéné de mercure. ℨ j
    Axonge. . . . . ℥ j

Mêlez et triturez dans un mortier de verre,
pendant six ou dix heures ; à la dernière heure
ajoutez :

    Muriate d'ammoniaque en poudre. g̃ x

On fait des frictions avec cette pommade,
à la dose d'un gros ; mais il faut que le malade
ne soit pas très-affaibli, avant d'employer ce
remède.

POMMADE DE LA COMTESSE,

OU POMMADE VIRGINALE.

℞ Galle de chêne. . . . . . ⎫
  Noix de cyprès. . . . . . . ⎬ ãa ℨ ij
  Ecorce de grenade. . . . ⎭
  Feuilles de myrte. . . . ⎫
  Sumac. . . . . ⎬ ãa ʒ iij
  Sulfate de zinc.. . . . . ʒ iv

______

(1) Anti-dartreuse, de ἕρπω, *je m'étends ;* ἕρπης,
dartre.

Pulvérisez toutes ces substances séparément, mêlez et tamisez-les dans un tamis très-fin, incorporez-les dans suffisante quantité d'onguent rosat.

D'autres prescrivent la conserve de roses au lieu d'onguent, mais alors on doit appeler cette prescription *opiat* et non *pommade*.

Cette préparation astringente s'emploie pour resserrer les sphincters trop dilatés.

POMMADE A LA SULTANE.

℞ Cire blanche. . . . . ℨ iij
   Blanc de baleine. . . . . ℥ j
   Huile d'amandes douces. . . . ℥ ij
   Baume de la Mecque. . . gouttes xij
   Lait virginal à l'eau rose. . gouttes LX

On fait fondre la cire et le blanc de baleine. On verse le tout dans un mortier de marbre ; on y ajoute le baume et le lait virginal et l'on bat jusqu'à ce que la pommade soit très-blanche.

Elle adoucit la peau et efface les rougeurs.

POMMADE POUR LES ENGELURES.

℞ Cire blanche. . . . . ℥ j
   Huile d'amandes douces. . . . ℥ iv

Faites fondre et agitez le mélange dans un mortier, jusqu'à ce qu'il commence à se figer. Incorporez-y l'un après l'autre :

Acétate de plomb. . . . . ℥ß
Acide muriatique. . . . . ℥ß

On applique sur les engelures des linges sur lesquels on a étendu cette pommade.

POMMADE ANTI-PSORIQUE.

DU DOCTEUR ALIBERT.

℞ Carbonate de potasse. . . . . ʒj
Fleurs de soufre. . . . . ʒij
Axonge de porc. . . . . ℥iv

Triturez d'abord la potasse et le soufre, ajoutez-y ensuite la graisse, et mêlez exactement.

POMMADE DU D. AUTENRIETH,

CONTRE LA COQUELUCHE.

℞ Tartrite de potasse antimonié. v parties
Axonge. . . . . xvj parties

On en prend gros comme une noisette et l'on en fait une friction sur l'épigastre. Il survient sur la partie frictionnée des pustules semblables aux boutons de la variole volante ;

mais le docteur Autenrieth assure que les rhumes les plus opiniâtres ont cédé à ce remède.

POMMADE DE THIERRY.

℞ Onguent populeum. . . . . . . ℥viij

———— basilicum. . . . . ℥iij

Cire jaune. . . . . ℥ij

Faites liquéfier le tout, remuez et ajoutez :

Cantharides en poudre fine. . . . ℨiv

Cette pommade est épispastique (1), et sert à ranimer les vésicatoires.

~~~~~~

POTION DIURÉTIQUE (1),

DE M. HALLÉ.

℞ Eau des trois noix. . . . . ℥iv
Eau distillée de menthe. . . . ℥ij
Oximel scillitique. . . . . . . ℨiv
M. S. A.

On en donne au malade une cuillerée à bouche toutes les heures.

(1) De ἐπισπάω *j'attire.*
(2) De διυρέω, *je fais couler.*
~~~~~~

POTION DIURÉTIQUE DE BUCHAN.

℞ Décoction d'orge.. . . . . une chopine
Sirop de guimauve. . . . . ℥ vj
Huile d'amandes douces. . . . ℥ iv
Nitrate de potasse. . . . . . . ʒ iv
Mêlez.

On la donne par tasse de quatre heures en quatre heures, dans la dysurie (2), ou la strangurie (3).

POTION DE M. JEANROY

CONTRE LA COQUELUCHE.

℞ Racines d'ipécacuana. . . . . ʒ j
Follicules de séné. . . . . ℨ ij
Faites infuser dans une chopine d'eau bouillante.

Passez et ajoutez :
Oximel scillitique. . . . ⎱ ãa ℥ j
Sirop d'hysope. . . . . . ⎰
On donne cette potion aux enfans à la

---

(1) De δὺς, *difficilement* ; ᵕρον , *urine*. Resserrement du canal.

(2) De ςρὰνξ , *goutte* , ᵕρον , *urine*. Maladie dans laquelle l'urine ne passe que goutte à goutte.

dose de six cuillerées à café dans le courant de la matinée.

POTION ANTI-SCORBUTIQUE

DU D. FRANCK.

℞ Décoction de quinquina. . . . ℥ vj
   Extrait de quinquina. . . . . ʒ vj
   Eau de cannelle spiritueuse. . ℥ ij
   Sirop de pavot blanc. . . . . . ℥ j

A prendre par cuillerée de demi-heure en demi-heure.

On ne donne cette potion que lorsque le scorbut est à un haut degré.

POTION LAXATIVE DE VIENNE.

℞ Follicules de séné. . . . . . . ʒ vj
   Raisin de Corinthe. . . . ⎱ ãa ℈ ij
   Polypode.. . . . . ⎰
   Coriandre. . . . . ʒ ß
   Crême de tartre. . . . . . . ʒ j
   Manne en larmes.. . . . . . . ℥ ij
   Eau. . . . . . . ℥x, réduire à ℥vj

Cette potion purge très-bien.

POTION EMMÉNAGOGUE (1.)

DE DESBOIS.

℞ Eau distillée d'armoise. . . . . . ℥ v
— de fleurs d'orange. . . . . ℥ iv
Huile essentielle de rue. }
——— —— de sabine. } gouttes vj
Sirop de fleurs d'orange. . . . ℥ j

A prendre par petites cuillerées.

POTION DE QUARIN

CONTRE LA TOUX SUFFOCANTE.

℞ Oximel scillitique. . . . }
Huile d'amandes douces. } aa ℥ x
Sirop de guimauve. . . . }
Gomme ammoniaque. . . . . . ℥ j
Jaune d'œuf, q. s.

Après avoir bien broyé toutes ces substances ensemble, ajoutez :
Eau d'hysope. . . . . ℥ vj

La dose est d'une once toutes les trois ou
quatre heures.

---

(1) De *ἔμμηνα*, *menstrues*, et *ἄγω*, *je conduis*.

POTION ANTI-LYSSIQUE (1)
DU D. SELLE.

℞ Proscarabées. . . . . n° 8
  Thériaque de Venise. . . . . ℥ iv
  Sel volatil de corne de cerf. . . ʒ ij
  Camphre. . . . . ℈ j
  Esprit de Mindérérus. . . . . ℥ viij
Mêlez.

On donne cette potion dans les cas d'hy-
drophobie et dans ceux qui exigent une forte
évacuation par les sueurs et par les urines.

POTION PURGATIVE ET VERMIFUGE
DU DOCTEUR MACARTAN.

℞ Eau de menthe poivrée. . . . . ℥ iij
  Huile de ricin. . . . . ℥ ij
  Sirop de capillaire. . . . . . . ʒ iv
  Carbonate de potasse. . . . . . ℈ j

On triture d'abord dans un mortier de
verre le carbonate de potasse et l'huile de
ricin ; on y ajoute ensuite le sirop, et quand
le mélange est bien fait, on l'étend avec l'eau
de menthe.

---

(1) De ἀντι, *contre ;* λύσσα, *la rage.*

On prend cette potion en deux fois à une demi-heure de distance.

POTION CAPIVI DONNÉE PAR WILLIS.

℞ Baume de copahu. . . . . ℥ iij
Huile de genièvre. . . . gouttes xxx
Eau commune. . . . . ℥ vj
Alcohol. . . . . } ãa ℥ j
Sirop de guimauve. . . . }
Mucilage de gomme arabique, q. s.

La dose est de deux cuillerées deux fois le jour. Cette mixture s'administre comme diurétique dans les cas de néphrétique (1), et comme détersive contre les ulcérations de l'urètre.

POTION DE JUSSIEU
CONTRE LES CRACHEMENS DE SANG.

℞ Eau de plantin. . . . . . } ãa ℥ ij
— de buglose. . . . . . }
Sirop de grande consoude. . . ℥ j
Essence de rabel. . . gouttes n° 3
Eau de fleurs d'orange. . . . . ℥ ß

Mêlez.
Faites une potion à prendre en deux doses.

____

(1) Coliques de reins, de νεφρὸς, rein.

POTION ANTI-ÉMÉTIQUE
DE RIVIÈRE.

♃ Carbonate de potasse. . . . . $\tilde{\tilde{g}}$ xxiv

Faites dissoudre dans quatre gros d'eau de fontaine. On ajoûte au lit du malade quatre gros de suc de citron, et quantité de sucre blanc. Il y en a qui préfèrent le sirop tartareux.

Cette potion apaise les accidens occasionnés par la trop grande violence des émétiques.

POUDRE ANTI-PSORIQUE (1).

Faites fondre du soufre en canon dans un creuset. Quand il est liquide, ajoutez-y un dixième de chaux vive en poudre; remuez le mélange et coulez-le sur une plaque de fonte. Quand il est refroidi et durci, mettez-le en poudre et passez-le au tamis de soie.

Il se forme dans cette opération du sulfure de chaux et de l'oxide de soufre, (si l'on peut appeler ainsi le soufre rouge prêt à

(1) Antipsorique; contre la gale, de ἀντὶ, *contre*, et de ψώρα, gale.

passer à l'état d'acide sulfureux). On fait -usage de cette poudre de la manière suivante :

Les personnes qui ont la gale en prennent une forte pincée (comme une prise de tabac), ils la mettent dans le creux de la main gauche, et avec deux ou trois gouttes d'huile d'olive ils en forment une espèce de pommade ; alors avec la paulme de l'autre main, ils font par un frottement actif pénétrer ce mélange dans la peau. Ils mettent des gants pendant une heure, après laquelle ils peuvent se laver les mains.

Cette simple application de la poudre dans les mains continuée matin et soir pendant dix à douze jours, suffit pour guérir la gale quand elle n'est pas compliquée.

Cette préparation, qui ne gâte point le linge, peut être aromatisée au gré des malades. On y joint l'usage des boissons appropriées.

POUDRE ARSENICALE

DE JUSTAMOND.

♃ Sulfure d'antimoine. . . . . . . ℥j
   Oxide blanc d'arsenic. . . . . . ℈iv
Mêlez-les et faites-les fondre dans un creu-

set quand la masse est refroidie, mettez-la
en poudre et mélangez-y

Extrait sec d'opium. . . . . . . ℥ ijß

On saupoudre avec cette composition les excroissances, les ulcères fongueux et rebelles.

POUDRE ANTI-CARCINOMATEUSE
DU F. COSME.

℞ Cinabre. . . . . ʒ ij
Cendre de vieilles semelles. . . ℥̃ viij
Sang-dragon. . . . . ℥̃ xij
Oxide blanc d'arsenic. . . . . Ɔ ij

On mêle et l'on fait une poudre fine.

On imbibe cette poudre avec un peu d'eau, et on l'étend avec un pinceau sur l'ulcère cancéreux que l'on recouvre d'un linge. Au bout de trois ou quatre jours l'escarre tombe.

POUDRE ARSENICALE
DE PLUNCQUET.

℞ Renoncule flammule. . . . . . ʒ j
Camomille puante (marroute). ʒ ß
Fleurs de soufre. . . . . ʒ j
Oxide blanc d'arsenic. . . . . ʒ ij

Faites une poudre très-fine. On en mêle une partie avec un peu de blanc d'œuf, et l'on enduit avec ce mélange les ulcères ou les carcinomes. Au bout de quarante-huit heures l'escarre tombe.

POUDRE ANTI-SEPTIQUE
DE SWEDIAUR.

℞ Poudre de racine d'arnica
    montana. . . . .
Poudre de quinquina. . . } parties égales.
—— de camphre. . . .

Mêlez.

On répand cette poudre sur les ulcères rebelles, ou qui sont affectés de gangrène.

POUDRE DE PRINCE.

Cette poudre employée en Angleterre, dans les maladies syphilitiques et scrofuleuses, n'est autre chose que du mercure précipité *perse*, ou autrement de l'oxide rouge de mercure parfaitement lavé et dépouillé de tout ce qu'il pourrait contenir de salin et de soluble, soit dans l'eau, soit dans l'alcohol.

Son usage est principalement externe : on s'en sert pour guérir les ulcères syphilitiques calleux ou fongueux, l'ophtalmie chronique.

POUDRE FÉBRIFUGE ET PURGATIVE
D'HELVÉTIUS.

℞ Quinquina. . . . . 3 vj
Sulfate de potasse. . . . . ℥ j
Nitrate de potasse. . . . . ℥ j
Safran. . . . . ⎫
Gomme gutte. . . . . . . ⎬ ãa ℈ xij
Diagrède. . . . . 3 iv
Tartrite acidule de potasse. . . 3 xiv
Tartrite de potasse et de soude. 3 iij
Emétique. . . . . 3 ij
Sulfure rouge de mercure. . . ℈ vj
Jalap. . . . . ℥ ij
Suc d'ail. . . . . ℥ j

Cette poudre se donne à la dose de dix-
huit grains à un demi-gros dans les fièvres
intermittentes. Elle est aussi employée comme
vermifuge.

POUDRE FÉBRIFUGE
DE BOULLEMER.

℞ Yeux d'écrevisses. . . . . 3 j
Muriate d'ammoniaque. . . . 3 ß
Myrrhe. . . . . ℈ j

On pulvérise et l'on mélange ces substances ; on les divise en trois parties égales

que le malade prend en trois jours, la première dose deux heures avant le paroxysme,
la seconde le lendemain à la même heure, le
surlendemain la troisième.

POUDRE DE GYMS ou JAMES.

℞ Sulfure d'antimoine. . . . . . ʒ ij
Phosphate de chaux calciné. . ʒ j ß
Nitrate de potasse. . . . . . . ʒ iv

On donne cette poudre dans les fièvres
adynamiques à la dose d'un gros ou un
gros et demi.

POUDRE DE GRIMALDI.

℞ Scammonée. . . . . ℥ ij ʒ j
Oxide de fer jaune. . . . . ℥ iv ʒ iv
Magnésie blanche. . . . }
Crême de tartre. . . . . } aa ʒ iv
Noir de fumée. . . . . ʒ vj
Perles fines préparées. . . }
Bézoard oriental. . . . . } aa ʒ viij
Huile essentielle de ge- }
nièvre. . . . . } aa ʒ iij
Baume de Copahu. . . . }

On la donne à la dose de quarante-huit
grains dans les maladies de la peau et dans
certaines fièvres.

POUDRE CORROBORANTE
DE WERLHOFF.

℞ Écorce du Pérou en poudre. . ʒß
    Cannelle en poudre. . . . . . g̃ vj
Mêlez.
Faites une poudre pour une seule dose.
Werlhoff la faisait prendre dans la conva-
lescence des fièvres intermittentes.

POUDRE DU COMTE DE WARWICK.

℞ Diagrède sulfuré. . . . . ʒ ij
    Antimoine diaphorétique. . . . ʒ j ß
    Tartrite acidule de potasse. . . ʒ iv
Mêlez.
On purge avec cette poudre à la dose de
douze ou vingt-quatre grains.

POUDRE ANTI-CATARRHALE
DE LA PHARMACOPÉE DE VIENNE.

℞ Gomme arabique. . . . . . ⎫
    Amidon. . . . . ⎬ ãã ɘ j
    Réglisse. . . . . ⎭
    Iris de Florence. . . . . . . ʒ iij ɘ j
    Fleurs de soufre. . . . . . . ʒ j ɘ ij
    Safran oriental. . . . . ʒ j
    Sucre. . . . . ʒ iij

Cette poudre se donne à la dose d'un gros ou deux.

POUDRE VOMITIVE D'HELVÉTIUS.

℞ Emétique. . . . . ʒj
Ipécacuana. . . . . ʒiv
Crême de tartre. . . . . ʒviij

On triture soigneusement ces trois subs-tances mélangées; on passe le mélange au tamis de soie.

On la donne á la dose de dix-huit grains pour exciter le vomissement sans secousses violentes. Elle est quelquefois purgative.

POUDRE STOMACHIQUE
DE BERCKMANN.

℞ Racines d'arum. . . . . ʒij
—— de calamus aroma-
ticus. . . . . } ãa ʒj
Racines de saxifrage. . . }
Pierres d'écrevisse. . . . . . . ʒiv
Cannelle fine. . . . . ʒiij
Sulfate de potasse. . . . . . . ʒij
Muriate d'ammoniaque. . . . . ℈ij

On la donne de deux gros à quatre dans les faiblesses d'estomac occasionnées par des saburres muqueuses.

POUDRE PECTORALE DE WEDELIUS.

℞ Racine de réglisse. . . . ⎱
—— d'iris de Florence. . ⎰ aa Ʒij

Fleurs de soufre. . . . . Ʒiv
Acide benzoïque. . . . . Ɔj
Sucre blanc. . . . . Ʒij

Huile volatile d'anis. . ⎱
— — — de fenouil. ⎰ aa gouttes x

Mêlez et faites une poudre.

Dans les catarrhes pulmonaires chroniques on en donne un ou deux scrupules.

POUDRE DIAROMATON (1) ANGLAISE.

℞ Cannelle. . . . . Ʒij
Semences de cardamome. ⎱
Racine de gingembre. . . ⎰ aa Ʒj
Muscade. . . . . ⎰

Mêlez et faites une poudre.

On en donne cinq à vingt grains dans la dyspepsie sans chaleur, les flatuosités, les éructations, l'asthénie générale.

—————————————

(1) Odorante, parfumée.

POUDRE ANTI-SPASMODIQUE
DE STAHL.

℞ Nitrate de potasse. . . . . . . ℥ j
Sulfate de potasse. . . . . . . ʒ iv
Cinabre artificiel. . . . . ʒ j

Mêlez et faites une poudre.

Elle convient dans les affections spasmodiques des personnes d'un tempérament san-
guin. On en donne trente grains matin et soir.

POUDRE ANTI CACHECTIQUE
D'HARTMANN.

℞ Safran de mars (carbonate de fer). ʒ iv
Cannelle. . . . . ℥j ß
Sucre. . . . . ℥ ij

On donne cette poudre depuis un demi-
gros jusqu'à deux gros dans la cachexie.

[Elle convient sur-tout dans la cachexie
séreuse. P.]

POUDRE ANODINE D'HELVÉTIUS.

℞ Opium. . . . . ℥ iv
Myrrhe . . . . ℔ j ß
Cascarille. . . . . ℔ j
Bol d'Arménie. . . . . ℥ iv
Cannelle giroflée. . . . . . . ℔ j
Corail rouge préparé. . . . . . ℥ iv

On la prescrit dans les dyssenteries, dans les coliques d'estomac, dans les pleurésies. La dose est depuis dix-huit grains jusqu'à deux scrupules.

[A l'égard de la dyssenterie, on ne doit employer cette poudre ni dans le début, ni dans l'état de cette maladie, mais vers la fin. P.]

POUDRE D'HALY.

℞ Semences de coings. . . ⎱
— — de pavot blanc. . ⎰ ãa ʒj
Amidon. . . . . ⎰
Amandes douces mondées. . . ʒij
Sucre candi. . . . . ʒvj
Gomme arabique. . . . . ⎱
— — adragant. . . . . ⎰ ãa ʒj
Réglisse d'Espagne. . . . . . . ʒß

Faites une poudre bien mélangée.

On la donne dans les crachemens de sang, dans les diarrhées, dans les faiblesses d'estomac. La dose est d'un demi-gros à un gros et demi par jour.

POUDRE STYPTIQUE DE COLBATCH,

OU SPÉCIFIQUE ASTRINGENT DE MAETZIUS.

℞ Dissolution saturée de muriate
de fer. . . . . ℥ iv

Faites évaporer à moitié, et ajoutez-y un poids égal d'acétate de plomb sec. Continuez l'évaporation à une douce chaleur jusqu'à siccité. Pulvérisez et tamisez.

Il faut garantir cette poudre du contact de l'air, parce qu'elle en attire l'humidité.

On l'emploie extérieurement et intérieurement pour toutes sortes d'hémorrhagies. On la donne intérieurement à la dose de quatre à douze grains.

[Ce remède ne saurait être administré avec trop de ménagemens et de précautions. Le plomb qu'il contient peut le rendre très-dangereux. P.]

POUDRE DE PLUMMER.

℞ Muriate doux de mercure.
Soufre doré d'antimoine. } Parties égales.

On la prend à la dose de cinq à sept grains

13

malin et soir, en buvant par-dessus un ou deux verres de décoction de salsepareille.

Elle convient dans les maladies syphilitiques et scrofuleuses.

POUDRE VERMIFUGE PURGATIVE

DE BALL.

℞ Rhubarbe. . . . . $\Big\}$
Scammonée. . . . . . . $\Big\}$ âa ʒj
Muriate doux de mercure. $\Big)$
Sucre très-raffiné. . . . . ʒiij

La dose pour un enfant est de dix à douze grains une ou deux fois par semaine : pour un adulte, d'un gros.

POUDRE VERMIFUGE D'ÉTAIN.

℞ Etain réduit en poudre très-fine. . ʒj
Æthiops minéral. . . . . ʒ ij

Mêlez et divisez en six prises égales.

On donne une de ces doses dans un peu de sirop, de miel ou de thériaque deux fois par jour.

POUDRE TONIQUE INCISIVE
DU D. LASSONE.

℞ Kermès. . . . . ℥̃ ij
Ipécacuana. . . . . ℥̃ iv
Carbonate de soude. . . ⎫
Æthiops martial. . . . . ⎬ aa ℥̃ xij
Cachou. . . . . ⎫
Cannelle. . . . . ⎬ aa Ɔ j
Iris. . . . . ⎭
Poudre de réglisse. . . . . . . ℈ j

Dans les embarras gastriques on donne cette poudre de la manière suivante. Après avoir divisé la masse en vingt-quatre ou trente doses, on en prend trois doses avec une gorgée d'eau et un peu d'hostie mouillée en mettant un quart d'heure de distance entre chaque dose. Le tems de les prendre est une ou deux heures avant les repas.

POUDRE D'OWER.

℞ Sulfate de potasse. . . . ⎫
Nitrate de potasse. . . . ⎬ aa ʒ j
Ipécacuana. . . . . . . ⎫
Opium desséché. . . . . ⎬ aa ʒ ij

On la prescrit dans les rhumes et dans les

douleurs de rhumatisme , à la dose d'un demi-scrupule à un scrupule.

POUDRE ANTI-ARTHRITIQUE
DE PÉRARD.

℞ Semences de chardon béni. } āā ʒj ℥ij
— — de carthame. . .

Crème de tartre. . . . . } āā ℥iv
Séné mondé. . . . . . .

Cannelle fine.. . . . . ℥j

Scammonée. . . . . . . }
R. de salsepareille. . . .
— de squine. . . . . } āā ℥ij
Bois de gayac. . . . . .

Faites une poudre S. A.

La dose est d'un gros tous les mois pour prévenir les accès de goutte.

POUDRE DE QUARIN
CONTRE LA TOUX CONVULSIVE.

℞ Fleurs de soufre. . . . . ℥j
Gomme arabique. . . . . }
— — adragant. . . . . } āā ℥ß
Extrait de réglisse. . . . }
Sucre. . . . . } āā ℥ij
Kermès minéral. . . . . . . gᵣ ij à iv

Le malade en prend un demi-gros toutes les quatre heures.

POUDRE ECPHRACTIQUE (1)
DU D. SELLE.

♃ Magnésie anglaise. . . .
Crème de tartre. . . . .
Fleurs de soufre. . . . .
Rhubarbe en poudre. . . } āā ℥ iv
Fleurs de camomille en
    poudre. . . . . . .
Oleosaccharum de fenouil.

Cette poudre produit de très-bons effets dans les obstructions et la faiblesse des viscères du bas-ventre, sur-tout quand il y a une pléthore abdominale. Comme elle favorise le flux hémorroïdal, on ne l'emploie que dans le cas où ce flux pourrait être utile. La dose est d'une cuillère à thé, qu'on donne différentes fois par jour.

POUDRE DE COB CONTRE LA RAGE.

♃ Cinabre artificiel. . . . .
Cinabre naturel. . . . . } āā ℥̃ xxiv
Musc. . . . . ℥̃ xvj
On donne la dose entière en une seule fois

---

(1) Apéritive, de εκφραζω, je désobstrue.

délayée dans une tasse d'infusion de tilleul.
On répète ce remède toutes les trois heures.

POUDRE DE LA PRINCESSE CARIGNAN.

℞ Guy de chêne. . . . . . .
Racines de fraxinelle. . . $\Big\}$ aa ℥j ʒij
Corne de cerf préparée. .

Racines de pivoine. . . . $\Big\}$ aa ʒv
Carbonate d'ammoniaque.

Succin préparé. . . . . ʒijß

Cette poudre, que l'on emploie dans les convulsions des enfans, se donne dans du lait, du bouillon, ou de l'eau de fleurs d'oranges. La dose est de dix-huit grains pour un enfant d'un an et avant, de trente-six grains à deux ans, deux scrupules à trois ans, un gros à quatre ans et au-dessus.

POUDRE DE VERNIX.

℞ Sulfate de zinc. . . . . .
— — de cuivre. . . . .
Alun calciné. . . . . $\Big\}$ aa ʒj
Céruse. . . . .
Terre sigillée. . . . . .

Cette poudre s'emploie à l'extérieur pour arrêter le sang.

POUDRE DE KNOX.

♃ Muriate suroxigéné de chaux. 3 parties.
Muriate de soude pulvérisé. 8 parties.

On conserve cette poudre dans un flacon bien bouché ; lorsqu'on en verse une once ou deux dans un grand verre d'eau, elle abandonne assez de gaz acide muriatique oxigéné pour devenir un anti-contagieux très-utile ; mais le dégagement sera beaucoup plus considérable, si on verse quelques gouttes d'acide sulfurique dans l'eau qui tient la poudre en dissolution.

Les Anglais la regardent comme un excellent préservatif de la contagion syphilitique. Pour cela ils l'emploient en lotion avant et après l'acte vénérien.

POUDRE DE ROUSSELOT

CONTRE LES CANCERS.

♃ Sulfure de mercure. . . . . . . ʒj
Sang-dragon. . . . . ℈iv
Oxide d'arsenic. . . . . ℈ß

On répand cette poudre sur les ulcères cancéreux.

PURGATIF DU D. WILSON.

♃ Verre d'antimoine pulvérisé. . ℥ iv
Acide sulfurique concentré. . . ℥ xij

Tenez le mélange en digestion pendant quarante-huit heures. Distillez ensuite au bain de sable, et lavez la poudre qui reste dans la cornue, jusqu'à ce qu'elle ait perdu toute son âcreté ; faites-la sécher ; mêlez-la avec un poids égal de sulfate de soude et le double de sulfate de potasse. Mettez ce mélange dans un creuset. Tenez-le un quart d'heure en fusion, pulvérisez-le ensuite.

Cette préparation se donne dans les maladies syphilitiques scrofuleuses, herpétiques, etc. à la dose de deux grains jusqu'à dix.

Nota. Ce procédé est défectueux ; mais nous avons cru devoir le rapporter tel que l'auteur le donne.

RATAFIA DU COMMANDEUR

DE CAUMARTIN CONTRE LA GRAVELLE.

℞ Racines d'arrête-bœuf. . . ⎫
—— de cynnorrhodon. . ⎪
—— de guimauve. . . . ⎬ aa ℥ij
—— de sceau de Salomon. ⎪
—— de chardon roland. . ⎭
—— de grande consoude. . . ℥j
Muscades. . . . . ℈vj
Semences d'anis. . . . . . . ℥j
Bai s de genièvre. . . . . . ℥j
Eau-de-vie. . . . . ℔x ℥iij
Sucre. . . . . ℔ij ℥v

On fait macérer les racines dans l'eau-de-vie pendant quinze jours, on coule avec expression, on fait fondre le sucre dans la liqueur et l'on filtre.

La dose est un petit verre le matin, autant le soir. On aide ce remède par l'usage d'une infusion de *fenouil de mer* (passe-pierre , bacille , criste-marine) *crithmum.*

RATAFIA DES CARAÏBES.

Résine de gayac. . . . . ℥ ij
Eau-de-vie. . . . . j pinte.

Concassez la résine et mettez-la digérer dans l'eau-de-vie pendant quinze jours.

Ce remède est employé contre la goutte à la dose d'une demi-once par jour.

En sucrant et aromatisant ce ratafia, on peut en faire une liqueur agréable.

REMÈDE DE MADAME NOUFFER
CONTRE LE TÆNIA OU VER SOLITAIRE.

La veille au soir le malade mange une bonne panade. Le matin il avale trois gros de racine de fougère mâle en poudre très-fine, et délayée dans six onces de tisane de fougère ou de fleurs de tilleul. Il passe deux ou trois fois de la même tisane dans son gobelet pour n'y point laisser de poudre. Deux heures après il prend un bol purgatif composé de

Panacée mercurielle. . . ⎱
Résine de scammonée. . ⎰ āā ℈ x
Gomme gutte. . . . . ℈ vj
Confection d'hyacinthe, q. s.

On divise celte quantité en deux ou trois prises qu'il avale à un quart d'heure de distance. Il boit par-dessus une ou deux tasses de thé.

Quand le malade est un enfant, on proportionne le bol purgatif à son âge.

REMÈDE DE STEPHENS
POUR GUÉRIR LA GRAVELLE.

Poudre absorbante.

℞ Coquilles d'œufs calcinées. . . ℥ xij
Limaçons entiers calcinés. . . ℥ ij
Porphyrisez.

Tisane.

℞ Feuilles de bardane. . .
Camomille romaine. . . . } ãa ℥j
Persil. . . . .
Eau. . . . . ℔ iv

POUDRE CHARBONNEUSE POUR LES PILULES.

℞ Semences de carottes sauvages. . . . .
Bardane. . . . .
Fruit de frêne avec son enveloppe. . . . . . . } ãa ℔j
Fruit d'églantier. . . . .
Fruit d'aubépine. . . . .

Brûlez sans contact de l'air, pulvérisez ; tamisez.

PILULES SAVONNEUSES.

℞ Savon médicinal. . . . . ℔ iv ß
Miel blanc. . . : . . . . ℔ j
Poudre charbonneuse. . . . . ℥ viij

Dans ce remède on peut substituer du charbon pur ordinaire à la poudre charbonneuse de Mlle Stephens.

On donne au malade trois ou six verres de tisane chaude dans la journée ; savoir, le matin, à midi et le soir. On lui fait prendre par jour dix-huit pilules en trois doses, et s'il lui survient un dévoiement on lui donne vingt-quatre grains de poudre absorbante. Mlle Stephens prescrivait de faire fondre dans la tisane quatre onces de la masse savonneuse, mais cela rendait la boisson trop épaisse et trop désagréable à prendre. Il vaut mieux augmenter la dose des pilules.

REMÈDE DU DOCTEUR BARLOW
CONTRE LA TEIGNE.

℞ Sulfure de soude récent. . . . ℥ iij
Savon médicinal. . . . . ʒ j ß
Eau de chaux. . . . . ℥ vij ß
Alcohol rectifié. . . . . ʒ ij

Mêlez exactement et filtrez.

On lave plusieurs fois la tête du malade avec cette eau matin et soir. On la laisse sécher sans y toucher. Les croûtes se détachent, tombent et laissent les parties sous-jacentes parfaitement saines. Il n'est pas nécessaire de couper les cheveux ou de raser la tête pour faire usage de cette eau.

REMÈDE DU D. BICKER
CONTRE LA TEIGNE.

♃ Soufre doré d'antimoine
(oxide d'antimoine sulfuré orange). . . . . . }
Mercure doux (muriate de mercure doux). . . . } Parties égales.
Sucre blanc. . . . . . . }

On donne cette poudre à la dose d'un demi-grain à un grain, matin et soir.

On frictionne également matin et soir les places où est la teigne avec l'onguent suivant :

♃ Vert de gris. . . . . . . } ãa ℈j
Mercure doux. . . . . . }
Pommade récente. . . . . . ℥x℈ij

Les croûtes tombent très-promptement en les frottant avec une brosse ordinaire : on lave ensuite les enfans avec de l'eau tiède ; avec du savon et du sulfure de potasse. On prescrit une diète convenable.

Lorsque la teigne a disparu , la tête doit être lavée pendant long-tems , avec une dissolution tiède de carbonate de potasse.

REMÈDE DU D. CHESTON
CONTRE LE CANCER DES LÈVRES ET LES ULCÈRES MALINS.

VERSEZ sur quatre onces de feuilles récentes de laurier-cerise (*prunus lauro-cerasus*) deux livres d'eau bouillante ; laissez refroidir et ajoutez à la colature quatre onces de miel écumé.

Cette composition s'applique à l'extérieur, en lotion et au moyen de compresses.

REMÈDE DE LA CHARITÉ
POUR LA COLIQUE DES PEINTRES.

LORSQUE la maladie est récente (et il est de la plus grande importance de l'attaquer dès les commencemens), on donne au malade un lavement avec quantité suffisante de gros vin et d'huile de noix, battus ensemble. Une ou deux heures après, on en donne un autre composé ainsi :

    ℞ Séné mondé. . . . . ℥ij
       Electuaire diaphénix. . . . . ℥j
       —— benedicte laxatif. . . . . ℈iv
       Miel mercuriel. . . . . ℥ij
       La pulpe d'une coloquinte.

On fait bouillir toutes ces substances dans une chopine d'eau, et l'on passe.

Après l'effet de ce lavement, on répète celui d'huile et de gros vin. Le jour suivant on fait vomir le malade avec trois ou quatre grains d'émétique en lavage ; et aussitôt après l'action du vomitif, on fait prendre un gros de thériaque avec un grain de *laudanum opiatum*.

Au troisième jour de la maladie, on redonne des lavemens et l'on fait encore vomir. Le quatrième jour on purge avec la médecine suivante :

    ℞ Séné mondé. . . . . . . ⎫
       Tamarins . . . . ⎬ aa ℥j
       Sel d'Epsom. . . . . . . ⎭
       Sel de tartre. . . . . ℥ij

On fait bouillir le tout dans une pinte d'eau ; on passe et l'on dissout dans la colature :

Electuaire diaphénix. . . . . . . ℥ iv

Sirop de noirprun. . . . . ℥ iv

On donne cette potion purgative en plusieurs verres à trois quarts-d'heure de distance l'un de l'autre, dans la matinée.

On soutiendra les remèdes que nous venons d'indiquer avec le demi-gros de thériaque et le grain de *laudanum opiatum* donnés tous les soirs, et par la tisane sudorifique suivante :

℞ Bois de gayac. . . . . . ⎱ ãa ℥ iv
—— de sassafras. . . . . ⎰

Racine de squine. . . . . ⎱
—— de salsepareille. . . ⎰ ãa ℥ iij
—— de bardane. . . . .

On fera macérer le tout, pendant douze heures, dans un vase de terre vernissée et dans trois chopines d'eau qu'on fera bouillir et réduire à deux. Le malade en boira plusieurs verres par jour.

On donnera aussi, lorsque les forces du malade seront trop abattues, la potion cordiale dont voici la formule :

℞ Eau de mélisse simple. . ⎱ ãa ℨ j
—— de chardon béni. . ⎰

—— des trois noix. . . . . . ℨ ij

Confection d'hyacinthe.. . . . . ℥ iij

Sirop d'œillet. . . . . ℨ j

Mêlez. La dose de cette potion est une cuillerée ordinaire par heure.

Lorsqu'on a attaqué la maladie dès les premiers jours de son existence, on en obtient le plus souvent la guérison au bout d'une semaine. Si les douleurs ne sont pas alors totalement calmées, il faut continuer la marche que nous venons d'indiquer, et placer les purgatifs aussi près les uns des autres que les forces du malade le permettront.

Dans les jours d'intervalle des purgations, on pourra donner les bols suivans :

℞ Aloès succotrin. . . . . ⎱ āā ℥ x
Extrait de rhubarbe. . . . ⎰

Extrait d'ellébore. . . . . ⎱
—— de diagrède. . . . . ⎰ āā ℥ xiv
—— de jalap. . . . . . ⎰

Sirop de noirprun, quantité suffisante pour faire cinq à six bols que le malade prendra la veille du purgatif.

REMÈDE DE QUARIN
CONTRE LA DYSSENTERIE.

℞ Poudre de salicaire. . . . . . ʒj ß
Eau de fleurs de coquelicot. . ℥ xvj
Sirop de guimauve. . . . . . . ʒj

On agite le mélange et l'on en prend trois onces et demie toutes les trois heures.

[Dans le début, et lorsqu'il s'agit d'adoucir. P.]

Autre du même

DANS LA DYSSENTERIE MALIGNE.

℞ Eau de mélisse. . . . . - ℥ viij
Cachou. . . . . ʒ iij
Camphre trituré avec la gomme
   arabique. . . . . g̃ viij
Sirop de kermès. . . . . ℥ j

On le donne par cuillerée d'heure en heure.

[Lorsque le corps a été convenablement purgé, et qu'il n'y a plus d'inflammation. P.]

Autre du même.

(Quand les précédens sont insuffisans.)

℞ Conserve de roses rouges. } ãa ʒ vj
Sirop de myrtille. . . . . }
Poudre de racine de tormentille. ʒ j
——— d'ipécacuana. . . . . . . ʒ ß
Opium purifié. . . . . g̃ iv

Mêlez exactement.

On en prend un gros toutes les heures, ou toutes les deux heures.

[Lorsque les selles sont presque colliqua-
tives. P.]

REMÈDE

*Contre l'empoisonnement des champignons,
publié par l'ordre de M. le Préfet de police,
sur le rapport du Conseil de salubrité.*

EXTRAIT.

LE premier soin que l'on doit prendre doit
être de procurer la sortie des champignons
vénéneux. Ainsi on doit employer un vomitif
tel que le tartrite de potasse antimonié : mais
pour rendre ce remède efficace, il faut le
donner à une dose suffisante, l'associer à
quelque sel propre à exciter l'action de l'estomac, délayer, diviser l'humeur glaireuse
et muqueuse dont la sécrétion est devenue
plus abondante par l'impression des champignons. On fera donc dissoudre dans une livre
ou chopine (demi-kilogr.) d'eau chaude,
2 à 3 décigrammes (4 à 5 grains) de tartrite
de potasse antimonié avec 12 à 16 grammes
(2 ou 3 gros) de sulfate de soude, et l'on
fera boire à la personne malade cette solution par verrées tièdes plus ou moins rappro-

chées, en augmentant les doses jusqu'à ce qu'elle ait des évacuations. Dans les premiers instans le vomissement suffit quelquefois pour entraîner tous les champignons et faire cesser les accidens ; mais si les secours convenables ont été différés, si les accidens ne sont survenus que plusieurs heures après le repas, on doit présumer que partie des champignons vénéneux a passé dans l'intestin, et alors il est nécessaire d'avoir recours aux purgatifs, aux lavemens faits avec la casse, le séné, et quelque sel neutre, pour déterminer des évacuations promptes et abondantes. On emploiera dans ce cas avec succès une mixture faite avec l'huile de ricin et le sirop de pêcher, que l'on aromatisera avec quelques gouttes de liqueur minérale d'Hoffmann, et que l'on fera prendre par cuillerées plus ou moins rapprochées.

Après ces évacuations qui sont d'une nécessité indispensable, il faut, pour remédier aux douleurs, à l'irritation produite par le poison, avoir recours à l'usage des mucilagineux, des adoucissans que l'on associe aux fortifians, aux nervins. Ainsi on prescrira aux malades l'eau de riz gommée, une légère infusion de fleurs de sureau coupée avec le lait, et à laquelle on ajoutera de l'eau de fleurs d'orange, de l'eau de menthe simple et un sirop. On emploiera aussi avec avantage les émulsions, les potions huileuses aromatisées avec une certaine quantité d'éther sulfurique. Dans quelques cas on sera obligé d'avoir recours aux toniques, aux potions camphrées, et lorsqu'il y aura tension douloureuse du ventre, il faudra employer les fomentations émollientes, quelquefois même les bains, les saignées; mais l'usage de ces moyens ne peut être déterminé que par le médecin, qui les modifie suivant les circonstances particulières; car l'efficacité du traitement consiste essentiellement non pas dans les spécifiques ou antidotes, dont on abuse si souvent, mais dans l'application faite à propos de remèdes simples et généralement bien connus.

AUTRE REMÈDE

Contre les accidens occasionnés par les champignons malfaisans.

℞ Aloès succotrin, pp. . . . . . . ℥xx
Myrrhe. . . . . ℥xij
Résine de gayac, pp. . . . . . . ℥x

Mettez ces substances chacune à part dans
    Eau-de-vie à 22 degrés.. . . . . ℔j

Agitez les bouteilles tous les jours, pendant douze à quinze jours, ensuite décantez les liqueurs et mêlez-les ensemble (1).

Aussitôt que l'on ressent la moindre incommodité après avoir mangé des champignons, on prend un verre à liqueur de ce remède, et chaque fois que l'on vomit, on en prend un demi-verre. Quelque tems après que les vomissemens ont cessé, on boit du thé très-sucré. Cet élixir convient encore dans les indigestions, les coliques d'estomac et du bas-ventre, les suppressions des règles par faiblesse, et de la transpiration. Il est vulnéraire et employé contre la goutte et les douleurs rhumatismales.

SEL DE GUINDRE.

℞ Sulfate de soude en poudre. . . ℥vj
    Nitrate de potasse. . . . . . . ℥ß
Pour une dose.

On fait fondre ce mélange dans une pinte

---

(1) Le marc de ce mélange est bon pour le pansement des plaies et contusions.

de tisane ou de bouillon aux herbes pour se purger.

‒‒‒‒‒‒‒‒‒‒‒‒‒‒‒‒‒‒‒‒‒‒‒‒

SIROP PECTORAL ADOUCISSANT
DU D. SELLE.

℞ Suc de réglisse. . . . . ℥j
Eau distillée de camomille. . . ℔ij
Sirop de guimauve. . . . . . . ℥viij

On donne ce sirop dans les phthisies, quand il y a grande sensibilité au gosier. Il lubréfie les parties et favorise l'expectoration.

SIROP PECTORAL RÉSOLUTIF
DU MÊME.

℞ Gomme ammoniaque. . . ⎱ āā ℥ij
Muriate d'ammoniaque. . ⎰
Oximel scillitique. . . . . . . ℥j
Vin émétique. . . . . ʒij
Sirop pectoral ci-dessus.. . . . ℥viij

On donne ce sirop avec avantage dans les phthisies, toutes les fois que l'expectoration se fait avec difficulté, que la fièvre est forte, et que le ventre est trop libre. La dose est d'une cuillerée toutes les heures.

SIROP PECTORAL

POUR LA COQUELUCHE.

℞ Oximel scillitique. . . . . ℥j ß
Sirop d'ipécacuana. . . . ⎰
—— de diacode. . . . . ⎱ âa ℥ij
—— de fleurs d'orange. . . . ℨ iv

On prend ce sirop à la dose de deux cuillerées à bouche d'heure en heure dans une tasse d'infusion des quatre fleurs pectorales.

AUTRE CITÉ PAR RIVET.

℞ Quinquina choisi. . . . . . ℥vj ℨ ij
Sommités de petite centaurée. ℥j ℨiv ß
Séné de la palthe. . . . . ⎰
Racine de réglisse.. . . . ⎱ âa ℥ix ℨiij
Anis vert. . . . . ℥v
Fleurs de sureau. . . . . . ℥iij ℨj
Ipécacuana. . . . . ℨ v
Extrait gommeux d'opium. ℨ iv ß
Sucre blanc. . . . . ℔viij
Eau commune, q. s.

Faites une infusion prolongée de toutes les substances, excepté de l'opium et du sucre.

Passez avec expression, dissolvez ensuite le sucre et l'opium, et achevez selon l'art.

La dose est depuis une demi-cuillerée à café jusqu'à une cuillerée à bouche, dans une demi-tasse d'infusion d'hysope.

SIROP PECTORAL ANGLAIS.

℞ Eau. . . . . ℔xvj
Dattes. . . . . ℔ij
Jujubes. . . . . ℔j
Racine de guimauve. . . . . . ℥iv
——— de réglisse. . . . . ℥viij
Capillaire de Canada. . . ⎱
Têtes de pavots blancs. . ⎰ aā ℥iv

Faites une décoction, passez-la, ajoutez-y huit livres de sucre et faites évaporer jusqu'à consistance sirupeuse.

SIROP DE MOU DE VEAU.

℞ Mou de veau. . . . . n° i
Navets. . . . . man. ij
Jujubes. . . . . ℔ß
Sucre. . . . . ℔xij
F. S. A.

Ce sirop convient dans les rhumes et les catarrhes aigus dans la première période.

SIROP PECTORAL DE BOUVART.

℞ Raisins de Corinthe. . . . . ℔ ij
  Sucre. . . . . ℔ ij ß
  Deux mous de veau.
  Gomme arabique. . . . . ℥ iv
  Eau. . . . . pintes vj

On fait bouillir le tout pendant six heures. On passe et on évapore jusqu'à consistance sirupeuse.

On prend deux cuillerées à bouche de ce sirop soir et matin dans une tasse d'eau tiède.

SIROP DU D. DESESSARTS
CONTRE LA TOUX DES ENFANS.

℞ Ipécacuana. . . . . ℥ j
  Séné mondé. . . . . ℥ iij

Faites macérer pendant deux heures dans vingt-quatre onces de vin blanc, décantez, filtrez la liqueur et conservez-la séparément.

Ajoutez aux résidus :
  Sulfate de magnésie. . . . . . ℥ iij
  Sommités de serpolet. . . . . ℥ j
  Fleurs de coquelicot. . . . . . ℥ iv
  Eau bouillante. . . . . ℔ vj

Laissez infuser pendant quatre heures;
décantez, filtrez la liqueur, à laquelle vous
ajouterez :

  Eau de fleurs d'orange. . . . . . ℥xxiv
  Sucre blanc concassé.. . . . . . ℔xv

Et le vin blanc de la macération. Mêlez et
faites fondre à froid.

La dose est d'une once à deux.

SIROP DU D. GARDANNE

CONTRE LA TOUX.

℞ Ipécacuana concassé. . . . . . . ℨv Ɔj
  Vin blanc. . . . . ℔j

Laissez infuser pendant un quart-heure;
ajoutez :

  Séné.. . . . . ℥iv

Continuez l'infusion pendant deux heures;
ajoutez :

  Serpolet. . . . . ℨvj
  Ecorce d'orange amère.. . . . . ℨv Ɔj
  Sel végétal. . . . . ℥iv
  Eau bouillante.. . . . . ℔iv

Laissez infuser pendant quatre heures,
passez et ajoutez :

  Sirop de guimauve. . . . . . . ℔ij
  Eau de fleurs d'orange.. . . . . ℥xij

Ce sirop se donne aux enfans, à la dose de deux cuillerées à café par jour, la première une heure avant de déjeûner, la seconde une heure avant de dîner.

SIROP DE CLOPORTES.

℞ Racines d'asperges. . . . .
—— de réglisse. . . . .
Raisins secs. . . . .
Feuilles de pariétaire. . .
—— de mauve. . . . . .
          } ãa ℥ ij

Sucre. . . . . ℥ xij

Faites un sirop, puis ajoutez :
Suc de bourrache. . . .
—— de buglose. . . . .
          } ãa ℥ ij

Cloportes. . . . . ℥j ℨiv

On écrase les cloportes, on les délaye dans le suc et l'on filtre. Sur quatre onces de ce suc, ajoutez :

Sucre. . . . . ℥viij

Faites fondre au bain-marie et mêlez ce sirop avec le premier.

Il convient dans la toux, la coqueluche des enfans.

SIROP PECTORAL DU D. MALOET.

℞ Jujubes. . . . . ⎫
Dattes. . . . . ⎬ aẫ ℥j
Raisins de Corinthe. . . . ⎭
Racine de réglisse. . . . . . . ℥ ij
Capillaire. . . . . ℥ iv
Extrait d'opium. . . . . grains n°6
Casson ide lanche. . . . . . . ℔ ij

Faites le sirop selon l'art. On le donne à la dose d'une once, dans une tasse d'infusion pectorale.

SIROP DE FOIE DE SOUFRE.

℞ Sulfure de potasse. . . . . . . ℥ ij
Eau de fenouil. . . . . ℥ viij
Sucre. . . . . ℔ j

F. S. L.

Ce sirop doit contenir six grains de sulfure de potasse par once.

On le donne dans les dartres, les maladies de peau, le croup, les catarrhes, la phthisie pulmonaire.

La dose est d'une demi-once à une once.

SIROP DE CUISINIER.

℞ Salsepareille. . . . . ℔ ij
Fleurs de bourrache.. . . . } aa ℥ ij
—— de roses. . . . . . }
Séné. . . . . } aa ℥ ij
Anis. . . . . }
Sucre. . . . . } aa ℔ ij
Miel. . : . . . . }

Le médecin fait ajouter à ce sirop la quantité de muriate suroxigéné de mercure qu'il juge nécessaire, depuis trois grains jusqu'à huit. On désigne le nombre des grains par le nom de *cuite*; ainsi, l'on dit du sirop de la troisième, de la quatrième cuite, pour dire qu'il contient trois ou quatre grains de sublimé.

SIROP DÉPURATIF DE M. MAJAULT.

℞ R. de saponaire. . . . . ℥ iv
Baies de genièvre. . . . . }
R. de caprier. . . . . . . } aa ℥ ij
— de squine. . . . . . }
— de pied de veau. . . . . . ℥ j
Feuilles d'arnica. . . . . }
—— de ménianthe. . . . } aa ℥ iv
—— de fumeterre. . . . }

Fleurs de sureau. . . . . ⎱
Bois de gayac. . . . . . ⎰ aa ℥ ij
———— de sassafras. . . . .
Vin rouge. . . . . pintes xij

Faites bouillir et ajoutez :

Cassonade blanche. . . . . . ℔ xv

Passez et évaporez jusqu'à consistance sirupeuse.

Quand le sirop est fait, on ajoute, par pinte, un demi-gros d'alcali volatil.

On le donne à la dose de deux gros à une once et demie dans les maladies scrofuleuses, herpétiques, psoriques et syphilitiques.

SIROP DE BELET.

℞ Nitrate de mercure parfaitement
pur. . . . . ℨj ß
Ether nitrique rectifié. . . . . ℨ ß
Sirop de sucre blanc. . . . . . ℔ j

On fait dissoudre le nitrate de mercure dans un mortier de verre avec le moins d'eau possible, et on mêle cette solution avec le sirop froid et l'éther nitrique, en l'agitant dans la bouteille ù on doit le conserver.

Cette formule est celle que M. Bouillon-

Lagrange a publiée dans le *Bulletin de Phar-macie*, et qui est la plus exacte.

On donne le sirop de Belet à la dose d'une cuillerée à bouche, le matin, dans un demi-verre d'eau.

SIROP ANTI-SCORBUTIQUE
DU D. PORTAL.

℞ Racines de gentiane. . . . . . . ℥ iv
   —— de garance. . . . . ℥ ij
   Quinquina. . . . . . , ... ℥ ij
   Racines de raifort sauvage. . . ℥ ß
   Cresson de fontaine.. . . . ⎫
   Cochléaria. . . . . ⎬ ãa q. s.
   Muriate suroxigéné de mercure. ℨ ij

On fait bouillir les racines avec le quinquina dans deux livres d'eau réduites à une : on passe la décoction ; on ajoute une livre et demie de sucre ; on clarifie avec deux blancs d'œufs ; on fait cuire ce mélange en consistance de sirop ; on le passe.

D'une autre part, on pile dans un mortier les feuilles de cresson, de cochléaria et la racine de raifort : on exprime pour avoir six onces de suc que l'on filtre à froid ; on ajoute onze onces de sucre réduit en poudre grossière ; on chauffe au bain-marie jusqu'à ce que le sucre soit dissous ; on passe et on ajoute ce sirop au premier.

Enfin, on fait dissoudre le sublimé dans environ un gros d'alcohol, et on le mêle exactement au sirop.

SIROP VERMIFUGE ET PURGATIF.

℞ Séné.. . . . . ℥ viij
Semen-contra. . . . . . .
Coraline de Corse. . . . } aᾶa ℥ iv
Rhubarbe. . . . .
Ecorces d'orange.. . . . . . . ℥ij
Cannelle.. . . . . ℥j
Sucre. . . . . ℔xxvi

Ce sirop se donne à la dose d'une once à une once et demie.

SIROP ANTI-ASTHMATIQUE.

℞ Gomme ammoniaque choisie. . ℥ ij
Vin de Chablis, 1re qualité.. . ℥ viij

Après avoir pilé la gomme ammoniaque, on la fait dissoudre dans le vin en la triturant dans un mortier de marbre. On coule à travers un linge. On met le vin dans un bain-

marie avec une livre de sucre, et on chauffe
jusqu'à consistance sirupeuse.

Ce sirop se donne à la dose d'un gros à
une once.

SIROP DE WILLIS.

℞ Sulfure de potasse. . . . . ℥ ij
   Vin d'Espagne. . . . . ℔ iij
   Sucre. . . . . ℔ ij

On fait digérer pendant vingt-quatre heures
le sulfure de potasse dans le vin, ensuite on
filtre, et l'on fait fondre le sucre. On évapore le sirop au bain-marie jusqu'à consistance requise.

Ce sirop se donne à la dose d'une cuillerée
à bouche matin et soir dans les phlegmasies
de la poitrine.

SIROP CHALYBÉ, DU MÊME.

℞ Sulfate de fer très-vert. . . . . ℥j
   Eau bouillante. . . . . ℥ viij
La dissolution faite et filtrée, ajoutez :
   Gomme arabique. . . . . . . ℥ ij
   Sucre blanc. . . . . ℔ ij
Faites un sirop S. A.
On l'emploie comme tonique, astringent

dans la chlorose, l'hydropisie, les cachexies, la leucorrhée. La dose est d'une once à deux.

SUCRE ORANGÉ PURGATIF.

℞ Jalap en poudre. . . . . ℥ij
Sucre. . . . . ℥xiv
Tartrite acidule de potasse so-
luble. . . . . ʒiv
Huile essentielle d'oranges. . . ʒij

Faites un oléosaccharum et mêlez-y le sel et le jalap. La dose est de deux à trois gros qu'on fait fondre dans une chopine d'orangeade cuite, pour purger les personnes à qui les médicamens répugnent.

TABLETTES ANTI-CATARRHALES
DE TRONCHIN.

℞ Gomme arabique en poudre. . ℥viij
Kermès minéral. . . . . ⎫
Semence d'anis. . . . . . ⎬ aa ʒj Əj
                          ⎭
Extrait de réglisse par infusion. ℥ij
Sucre blanc. . . . . ℔ij
Extrait gommeux d'opium. . . ℈xij
Mucilage de gomme adrag. q. s.

Faites suivant l'art des tablettes du poids de six grains.

On en prend six à huit dans le courant de la journée.

TEINTURE DE DAFFY'S.

℞ Séné. . . . . ℥j
Jalap. . . . .
Coriandre. . . . . } a͡a ℥ iv
Crême de tartre. . . . .
Eau-de-vie. . . . trois demi-setiers.
Sucre. . . . . ℥ vj

Ce purgatif agréable se donne à la dose d'une once jusqu'à trois, en observant un long intervalle entre chaque prise.

TEINTURE DE RHUBARBE

DE SPIELMAN.

℞ Rhubarbe concassée. . . . . . ℥j
Eau distillée. . . . . ℥ ix
Acétate de potasse. . . . . . . ℥ j

Mêlez le tout ensemble, laissez infuser pendant quatre heures, filtrez.

On la donne dans les éructations, les fla-tuosités, pour fortifier l'estomac, à la dose

d'une demi-once dans un véhicule approprié.
Elle convient aussi dans la jaunisse.

TEINTURE SACRÉE.

℞ Aloès. . . . . ℥ j
Poivre de la Jamaïque. . } aā ʒ j
Gingembre. . . . . . . }
Vin d'Espagne. . . . . ℥ viij
Faites macérer pendant sept jours et filtrez.

On la donne dans la dyspepsie, les indigestions, le délabrement de l'estomac, à la dose d'une cuillerée, dans un véhicule approprié.

TEINTURE FÉBRIFUGE DE CLUTTON.

℞ Acide sulfureux. . . . . }
—— sulfurique. . . . . } aā ℥ ij
Muriate de soude. . . . }
Alcohol. . . . . ℥ iij
On fait digérer pendant un mois, ensuite on distille à siccité. On ajoute à la liqueur distillée :

Racine d'angélique. . . . }
—— d'aristoloche. . . . } aā ʒ j ß
Semence de cardamome. }
Faites digérer pendant huit jours et filtrez.

Dans cinq ou six livres d'eau édulcorée avec le miel ou un sirop, on ajoute assez de cette teinture pour donner à la liqueur une acidité agréable, et on en fait la boisson ordinaire des malades qui ont une fièvre réglée quelconque.

TEINTURE DE LAVANDE COMPOSÉE

(DE LONDRES).

℞ Esprit de lavande. . . . . ℔ iij
———— de romarin. . . . . . . ℔ j
Cannelle. . . . . ⎱ ãa ʒj ß
Noix muscades. . . . . . ⎰
Santal rouge. . . . . ʒj

Laissez digérer pendant six jours et filtrez.

On la donne à la dose de dix gouttes à un gros avec deux gros de sucre, dans la langueur et l'asthénie nerveuse.

TEINTURE NERVINO-TONIQUE

DE BESTUCHEF.

Prenez de la limaille de fer pure, faites la dissoudre dans suffisante quantité d'acide muriatique, auquel on ajoute un quart d'acide nitrique : filtrez la dissolution qui doit être chargée au point qu'une portion du fer ne soit pas dissoute. Faites évaporer dans une capsule de porcelaine au bain de sable. Exposez la masse desséchée dans une cave. Elle attire l'humidité et se résout en un liquide qu'on nomme *huile de mars*. Filtrez cette liqueur, mêlez-la avec le double de son poids d'éther sulfurique ; agitez jusqu'à ce qu'après l'avoir laissé reposer, l'éther ait pris une couleur jaune d'or ; décantez l'éther, et mêlez-le avec le double de son poids d'alcohol très-rectifié, en agitant le mélange dans un flacon bouché à l'émeri.

Cette teinture se donne à la dose de vingt à trente gouttes dans un véhicule aqueux. Elle convient dans les maladies spasmodiques et asthéniques.

TEINTURE DE SUIE

DE LA PHARMACOPÉE D'ÉDIMBOURG.

℞ Suie de bois brillante. . . . . ℥j
   Assa fœtida. . . . . ℨiv
   Alcohol faible. . . . . ℥xij
Faites digérer et passez.

Cette teinture est prescrite contre les vents, les flatuosités, dans les convulsions symptomatiques causées par la dentition, dans les maladies hystériques.

La dose est de quinze à trente gouttes dans une boisson appropriée.

TEINTURE ANISÉE DU D. ALIBERT.

♃ Poudre d'ipécacuana. . . . . . ℥j

Faites digérer dans quatre onces d'esprit d'anis.

On ajoute par fois un peu de sucre. La dose de cette teinture est d'une ou deux onces, dans les rhumes.

Elle est très-convenable pour les enfans, parce que le parfum qui l'accompagne, masque le mauvais goût de l'ipécacuana.

TEINTURE VOLATILE DE GAYAC
DE LONDRES.

♃ Résine de gayac. . . . . ℥j
    Esp. vol. arom. de Sylvius. . . ℈vj
Faites la dissolution.

On la donne dans la goutte, la cardialgie, la colique néphrétique, la dysurie.

La dose est d'un gros à une demi-once dans une tasse de lait ou d'eau tiède, deux fois par jour.

TEINTURE D'ANTIMOINE DE JACOBI.

On fait bouillir une forte lessive de scories récentes de régule d'antimoine, avec une huile récemment exprimée, jusqu'à ce que le tout ait acquis la consistance d'un savon; on fait dissoudre ce savon dans la teinture âcre d'antimoine, que l'on appelle ordinairement soufre liquide d'antimoine. On filtre.

Cette teinture est un résolutif et diurétique. La dose dépend de la manière dont elle a été préparée. On commence par quelques gouttes et on en augmente successivement la dose, suivant que les circonstances l'exigent. On la donne dans les gonorrhées chroniques et dans les obstructions des viscères abdominaux.

TEINTURE DE MALATE DE FER (1).

℞ Limaille de fer porphyrisée. . . ℔j
    Suc nouveau de pommes acides. ℔iij

On laisse quelque tems le suc sur le métal. On a soin d'agiter souvent. Quand le suc paraît saturé, on le décante et l'on en ajoute de nouveau, jusqu'à ce que tout le fer soit dissous; on réunit ces dissolutions et on les

______

(1) Extraite de la *Pharmacopée autrichienne.*

fait évaporer jusqu'à moitié de leur poids ; alors on y ajoute une partie d'alcohol sur six de la dissolution rapprochée ; on fait digérer quelque tems le mélange et on filtre.

Cette teinture se donne dans les chloroses, dans les faiblesses d'estomac et dans le *carreau* des enfans. La dose est d'un scrupule à un gros.

TEINTURE DE MASTIC COMPOSÉE (1).

℞ Mastic en larmes. . . . .
Myrrhe. . . . . } aã ℈ij ʒiv
Oliban. . . . .
Alcohol rectifié.. . . . . . . ℔iij ℥xij

On fait digérer les résines jusqu'à ce que la teinture paraisse complète. On filtre et on l'emploie pour les engelures, les gerçures et les crevasses.

TEINTURE NERVALE ET TONIQUE
DE LA PHARMACOPÉE DE BERLIN.

℞ Valériane. . . . . }
Menthe poivrée. . . . . } aã ℥j ß
Alcohol. . . . . ℔ij
Castoreum.. . . . . ℥j
Safran.. . . . . ʒiv
Essence de menthe.. . . . . . ʒj

F. S. A.

---

(1) **Extraite de la** *Pharmacopée autrichienne.*

Elle se donne à la dose de vingt à trente gouttes, dans les spasmes et les faiblesses d'estomac.

TEINTURE DE QUINQUINA COMPOSÉE

D'HUXAM.

℞ Quinquina rouge. . . . . . . ℥ij
   Ecorces d'oranges. . . . . . . ℥j ß
   Racine d'aristoloche. . . . . . ʒiij
   Safran du Gatinais. . . . . . . ʒj
   Cochenille en poudre. . . . . Эij
   Alcohol. . . . . ℥xx

Faites digérer pendant quatorze jours et filtrez.

On en donne de deux à quatre gros tous les deux jours, ou plus souvent, dans les fièvres intermittentes, sur-tout aux malades qui ne peuvent supporter le quinquina seul.

TEINTURE ÉTHÉRÉE DE KLAPROTH.

V. ÉTHER ACÉTIQUE FERRÉ DE KLAPROTH.

La teinture de Klaproth se prépare avec de l'oxide de fer au *maximum*, ce qui lui donne une couleur rouge. Quand l'acétate de fer est au *minimum*, la teinture est verte.

TISANE DE VINACHE.

℞ Salsepareille. . . . . ⎫
Squine. . . . . ⎬ aa ℥j ß
Gayac. . . . . ⎭
Sassafras. . . . . ⎫ aa ℨ iv
Séné. . . . . ⎭
Sulfure d'antimoine. . . . . . ℥ ij

On enferme le sulfure en poudre dans un
nouet ; on le fait bouillir avec la salsepareille,
la squine et le gayac dans trois pintes d'eau.
Lorsque la décoction est réduite d'un tiers,
on ajoute le séné et le sassafras. On passe,
on laisse déposer et on décante.

Cette tisane purgative et sudorifique convient dans les maladies de la peau, et dans la
syphilis.

TISANE DE TISSOT.

℞ Orge perlé. . . . . ℥ ij
Nitrate de potasse. . . . . . . ℨj ß

Faites bouillir avec deux pintes et demie
d'eau . jusqu'à ce que l'orge soit crevé ; passez par un linge ; ajoutez :

Miel. . . . . ℥j ß
Vinaigre. . . . . ℥j

Cette tisane convient dans les rhumes et les catarrhes aigus.

TISANE ROYALE.

℞ Tamarin. . . . . ℥ij
Séné. . . . . } ãa ℨjv
Sulfate de soude. . . . . }
Anis. . . . . }
Coriandre. . . . . } ãa 1 pincée.
Cerfeuil. . . . . }
Pimprenelle. . . . . . . }

On verse sur le tout une pinte d'eau bouillante ; on laisse infuser une demi-heure, en ayant soin d'agiter plusieurs fois, et l'on passe. Cette tisane purge abondamment.

TISANE DE FELTZ.

℞ Salsepareille. . . . . ℥ij
Racines de squine. . . . . . . ℥j
Sulfure d'antimoine. . . . . . . ℥iv
Colle de poisson. . . . . }
Ecorce de buis. . . . . . } ãa ℨj ß
——— de lierre. . . . . . }
Eau commune. . . . . ℔xij

Enfermez le sulfure d'antimoine dans un
nouet un peu lâche, et faites S. A. une décoction que vous prolongerez jusqu'à évaporation de moitié de la liqueur ; coulez à travers une étamine ; laissez reposer quelques
minutes, décantez et faites dissoudre dans la
colature :

Muriate de mercure suroxigéné. $\tilde{g}$ iij

Cette tisane est employée dans les maladies
vénériennes à la dose d'une pinte par jour.

TISANE DE BUCHAN.

2. Orge perlé. . . . . $\tilde{3}$ ij

Faites-le bouillir dans quatre pintes d'eau ;
ajoutez :

Raisins secs. . . . . . .)
Figues sèches. . . . . . } a͞a $\tilde{3}$ ij
Rac. de réglisse épluchée.)

Continuez de faire bouillir jusqu'à réduction de moitié, et faites y fondre deux gros
de nitre.

Cette tisane est émolliente et pectorale.

TISANE DE VIGAROUX.

2Z Racines de salsepareille. . . . ℥v ß
   —— d'iris de Florence. . ⎫
   —— d'aristoloche longue. ⎪
   Gayac rapé. . . . . . . ⎬ ã a ℥ vij ß
   Sassafras. . . . . ⎪
   Jalap concassé. . . . . . ⎪
   Polypode de chêne. . . . ⎭
   Squine. . . . . ⎫
   Tartrite acidule de potasse. ⎬ ã a ℥ vij ß
   Sulfure d'antimoine. . . . ⎪
   Semences d'anis.. . . . . ⎭
   Noix fraîches avec leur brou
   concassées. . . . . n° 12

Mettez toutes ces substances dans un infusoir d'une capacité un peu grande. Versez par-dessus deux pintes de vin blanc. Couvrez le vase, et laissez infuser pendant six heures. Versez alors dans le même vaisseau cinq pintes d'eau bouillante. Couvrez le vaisseau et placez-le dans une bassine à moitié pleine d'eau bouillante, prolongez l'infusion pendant douze heures ; coulez alors et disposez dans des bouteilles que vous étiquerez n° 1.

Versez sur le marc une pinte de vin blanc ; laissez infuser comme ci-dessus , ajoutez cinq pintes de nouvelle eau bouillante ; opérez de la même manière que ci-dessus ; coulez et disposez dans des bouteilles que vous étiqueterez n° 2.

Cette tisane est employée dans les douleurs de rhumatisme , dans celles qui sont occasionnées par d'anciennes maladies vénériennes mal traitées ; on en commence l'usage par celle qui est étiquetée n° 2. Quand elle est toute employée, on continue les boissons par celle du n° 1, et l'on continue ainsi en alternant, jusqu'à ce que le médecin juge à propos de la supprimer ou de la suspendre.

VÉSICATOIRE PERPÉTUEL DE JANIN.

℞ Cantharides en poudre très-fine. ℥j
   Euphorbe. . . . . ℥ß
   Mastic. . . . . }
   Térébenthine . . . . . . } aa ℥ iij
Faites un emplâtre S. A.

VÉSICATOIRE DE M. WAUTERS.

℞ Oliban pulvérisé. . . . . ℥ v
    Semences de poivrier noir (*piper*
        nigrum). . . . . ℥ iij
    Muriate de soude pulvérisé. . . ℥ iij
    Savon blanc raclé. . . . . . . ℥ vj ℥ ij

On fait digérer ce mélange dans sept onces d'alcohol, jusqu'à ce que le savon soit fondu. On le fait cuire pendant quelques minutes, et on agite avec une spatule. On étend cet onguent sur de la toile, et on renouvelle le pansement tous les jours.

Ce remède est un rubéfiant qui agit en deux ou trois jours. Il est utile dans les rhumatismes. Il y a des personnes sur lesquelles il agit avec assez d'énergie, d'autres chez lesquelles son effet est plus lent.

VÉSICATOIRE DE M. BONVOISIN.

On prend un morceau de taffetas d'Angleterre de la grandeur que l'on veut donner au vésicatoire. On le mouille du côté qui est gommé, avec de l'acide acétique très-concentré (*vinaigre radical*), et on l'applique sur la peau.

VÉSICATOIRE AMMONIACAL.

On fait avec de l'eau de chaux et de l'huile un savon calcaire qui a la consistance de la crême. On y ajoute de l'alcali volatil (ammoniaque liquide en excès), on trempe un linge dans ce mélange, et on l'applique sur la peau à l'endroit où l'on veut faire lever une cloche. Il est bon d'irriter préalablement la peau en la frottant avec un morceau de flanelle. Il faut aussi tailler en rond le linge que l'on doit imbiber du mélange.

VIN D'HUXAM.

℞ Vin de Malaga. . . . . ℨj
Émétique. . . . . ℈ nᵒ 1
On le donne à la dose de trente à quarante gouttes, dans les maladies occasionnées par la suppression de la transpiration.

VIN FÉBRIFUGE DE S***.

℞ Vin d'Espagne. . . . . ℔ij
Alcohol. . . . . ℥viij
Quinquina jaune concassé. . . ℨj
Bois de Surinam. . . . . ℨj

On le donne à la dose d'une once ou deux
le matin à jeun.

VIN AMER.

℞ Racines de gentiane. . . . . . . ʒviij
  Quinquina. . . . . } ãã ʒij
  Écorces d'oranges. . . . }
  Écorces de Winter. . . . . . ʒj
  Alcohol. . . . . ℥iv
  Vin d'Espagne. . . . . ℔ij

Faites macérer pendant quatre jours, et
filtrez.

On le donne dans les mêmes cas et aux
mêmes doses que le vin de quinquina.

VIN STOMACHIQUE DE PLENCK.

℞ Quinquina choisi concassé. . . ʒiv
  Racine de gentiane sèche et cou-
    pée en lames très-fines. . . ʒvj
  Zestes d'écorces d'oranges. . . ʒij
  Vin rouge de bonne qualité. . . ℔ij

Faites macérer pendant trois jours; coulez,
filtrez, et conservez pour l'usage.

Ce vin se donne à la dose d'une once ou
deux dans les fièvres adynamiques, intermit-

tentes, dans les faiblesses d'estomac, et dans la convalescence des maladies aiguës.

VIN ANTI-HYDROPIQUE DE FULLER.

℞ Iris de Florence. . . . . ℥ij
Enula campana. . . . . . .⎱
Scille. . . . .⎰ āā ℥ß
Ecorces de sureau. . . .⎱
—— d'hieble. . . . . . .⎰ āā ℥j
Ecorce de Winter. . . . . . . ℥ij
Séné. . . . .⎱
Ellébore noir. . . . . .⎰
Jalap. . . . .⎰ āā ℈ij
Agaric. . . . .⎰
Vin blanc. . . . . ℔iv

Faites infuser à froid.

La dose est de quatre onces le matin à jeun.

VIN DU D. FORDYCE.

℞ Quinquina en poudre. . . . . ℥ij
Girofle. . . . . ℥ß

Mettez-les infuser dans une livre de vin généreux pendant deux jours, ensuite décantez. Versez sur la poudre une livre d'eau bouillante, laissez macérer pendant douze heures. Filtrez, mêlez cette infusion avec le vin.

On en donne quatre cuillerées par jour aux personnes affectées de blennorhagie devenue chronique.

VIN DE RHUBARBE COMPOSÉ.

℞ Rhubarbe en poudre. . . . . . . ℥ij
   Cannelle blanche. . . . . ʒj
   Alcohol. . . . . ℥ij
   Vin d'E pa ne. . . . . ℔j

Faites macérer pendant sept jours et filtrez.

On le donne dans les diarrhées, dans les faiblesses d'estomac ; la dose est d'une once à deux.

VIN ANTI-ICTÉRIQUE
OU CONTRE LA JAUNISSE.

℞ Vin blanc généreux. . . . . . ℔ij
   Bigarades. nᵒ2
   Safran. . . . . ʒj

Le malade en prend quatre cuillerées à bouche le matin à jeun, et autant une heure avant son dîner, vers la fin de l'ictère.

VIN DIURÉTIQUE ANGLAIS.

℞ Racine de zédoaire. . . . . . . ʒij
Squammes sèches de scille. ⎱
Rhubarbe en poudre. . .   ⎰ aã ʒj
Baies de geniévre broyées. ⎰
Cannelle en poudre. . . . . . ʒiij
Carbonate de potasse. . . . . ʒjß

Faites infuser dans une pinte de vin blanc vieux. Filtrez.

On le donne dans l'hydropisie, à la dose de trois ou quatre verres par jour.

VIN DE GAYAC ELLÉBORÉ

DU D. LEWIS.

℞ Bois de Gayac. . . . . . ⎱ aã ʒij
Racine d'ellébore noir. .   ⎰
Graines de petit cardamome. ⎱ aã ʒj
Ecorces sèches d'oranges.   ⎰
Vin blanc. . . . . ℔iv

Laissez infuser pendant une semaine et plus, ensuite passez le vin.

Ce vin stimulant et désobstruant est employé contre l'hydropisie et les rhumatismes. On le prend le soir et en petites doses.

VINAIGRE BÉZOARDIQUE

DE BERLIN.

℞ Racine d'angélique. . . .
—— de valériane. . . .
—— de menthe. . . . .
Fleurs de camomille. . .
Baies de genièvre. . . .
—— de laurier. . . . .   } aã 3 iv

Safran oriental. . . . . .
Camphre. . . . .   } aã 3 j

Vinaigre blanc. . . . . ℔ vj

Laissez en digestion, ensuite passez la liqueur.

On emploie ce vinaigre dans les fièvres malignes et nerveuses, dans la peste, et autres maladies contagieuses, dans le scorbut. On commence par la dose d'un gros, donné différentes fois par jour, et on l'augmente ensuite, selon qu'on le juge à propos.

WAKAKA DES INDES.

℞ Cacao mondé. . . . . ℥j ß
Sucre. . . . . ℥ iv
Sucre de vanille. . . . . ʒ vj
Cannelle. . . . . ʒ j
Rocou sec. . . . . ʒ j

Faites une poudre S. A.

Cette poudre aromatique et fortifiante ranime l'appétit des vieillards et des convalescens. On en met une cuillerée à bouche dans un potage au riz, au vermicel, ou dans une jatte de lait. Les Espagnols la prennent à la dose d'un demi-gros dans une tasse de chocolat.

MÉMORIAL

PHARMACEUTIQUE.

MÉMORIAL

PHARMACEUTIQUE

Des principaux Médicamens internes classés par leurs usages dans les Maladies les plus ordinaires.

<hr>

(Il est important de lire ce qui est dit sur ce Mémorial dans la Préface.)

<hr>

AIGREURS DE L'ESTOMAC. Acescence GASTRIQUE.

MÉDICAMENS ET DOSES.

Magnésie calcinée, 1 demi-gros, dans un demi-verre d'eau sucrée, ou dans une tasse de lait.

Pilules de savon, 2 à 4, le matin et le soir.

Spodium ou *ivoire calciné*, 12 grains à 2 scrupules.

Corne de cerf calcinée, 12 grains à 1 demi-gros.

Lilium de Paracelse, 10 à 30 gouttes dans un demi-verre d'infusion de tilleul ou dans une tasse de thé.

Esprit carminatif de Sylvius, 12 gouttes à 2 gros, dans un véhicule approprié.

Poudre de Kent, 12 grains à 1 demi-gros.

Confection d'hyacinthe, 18 grains à 1 gros et demi.

Pastilles d'yeux d'écrevisse, 1 à 4 gros.

ANGINE. (*Voyez* ESQUINANCIE.)

APOPLEXIE (1).

Vin d'Huxam, 2 à 3 onces, en lavement.

Electuaire diacolocynthidos, 1 gros à 1 once; c'est un fort purgatif.

Electuaire diaphenix, 1 gros à 1 once; il purge moins que le précédent.

Pilules de Rudius, 12 grains à 12 scrupules; elles purgent assez fortement.

Gouttes céphaliques d'Angleterre, 10 gouttes à demi-gros.

Eau thériacale, 1 à 4 gros.

Eau générale, 2 à 4 gros.

Elixir des jacobins de Rouen, 1 demi-gros à 2 gros.

─────────────

(1) Voyez la *Table des Remèdes externes.*

Mixture pectorale de Quarin, par cuillerées tous les quarts d'heure.

Eau spiritueuse d'Anhalt, 2 à 3 gros.

ASTHME.

Teinture de castoreum et de safran, de chaque, demi-gros, dans un verre d'infusion de valériane.

Eau de goudron, 3 verres par jour, un le matin, un à midi, et un le soir. On ne mange que deux heures après.

Pilules d'assa fœtida et de gomme ammoniaque, (parties égales), 4 à 5 par jour.

Vin scillitique, 1 à 3 onces, moitié le matin, moitié le soir.

Vin d'enula campana, 4 gros à 3 onces.

Elixir anti-asthmatique de Boerhaave, de 2 à 30 gouttes dans une tasse de tisane pectorale.

Elixir parégorique anglais, 50 à 100 gouttes.

Extrait d'aristoloche, 6 grains à un demi-gros.

Extrait de scabieuse, 6 à 24 grains.

Extrait d'aunée, 8 grains à un demi-gros.

Oximel scillitique, 1 gros à 1 once.

Sirop de Calabre, 2 gros à 1 once, dans
une infusion pectorale.
Tablettes de soufre, 2 gros à 1 once.
Pilules de cynoglosse, 3 à 6 grains.
Sirop de nicotiane, 2 gros à 2 onces ; il est
purgatif.
Trochisque de scille, 1 scrupule à 3 gros.
Sirop anti-asthmatique, 1 gros à 1 once.
Pilules de Quarin, 5 à 6, et 10 à 12.
Essence scillitique de Keup, 40 à 60 gouttes.
Loch de Gordon.

BLENNORHÉE.

Mixture balsamique de Fuller, une cuillerée matin et soir.
Vin du D. Fordyce, 4 cuillerées par jour.

CACHEXIE. (*Voyez* MARASME.)

CANCER.

Pilules mercurielles, 2 par jour.
Extrait de ciguë, de 1 à 4 grains ; on augmente peu-à-peu la dose jusqu'à 12 et
plus.

MALADIES CANCÉREUSES ET SCROFULEUSES.

Elixir anti-scrofuleux de Peyrilhe, une cuillerée à bouche.

CATARRHE. (*Voyez* Rhume.)

CATARRHE CHRONIQUE.

Elixir pectoral anglais, un demi-gros à 2
  gros, dans une tasse d'infusion des quatre
  fleurs.
Elixir parégorique, 50 à 100 gouttes.
Looch de Gordon, par cuillerées.
Marmelade de Tronchin, par cuillerées,
  d'heure en heure.
Pilules du D. J.-J. Leroux, 3 à 4 par jour.
Poudre anti-catarrhale de Vienne, 1 à
  2 gros.
Poudre de Wedelius, 1 à 2 scrupules.
Sirop pectoral anglais, 1 à 2 onces, dans
  une infusion appropriée.

CATARRHE DE LA VESSIE. (*Voyez* Gravelle.)

CARDIALGIE. (*Voyez* page 184.)

CARREAU DES ENFANS. (*Voyez* p. 186.)

CHLOROSE ou PALES COULEURS.

Limaille de fer porphyrisée, 2 à 24 grains;
  on délaye la limaille, ou dans du vin

généreux, ou dans une tisane d'espèces
amères.

Safran de mars, ou *œthiops martial*, 2
à 24 grains.

Pastilles d'enula campana, une demi-once.

Vin chalybé, 2 gros à 2 onces ; on le donne
seul ou dans une infusion appropriée.

Teinture d'absinthe, 10 gouttes ou 1 gros,
dans un verre de tisane.

Tablettes martiales du Codex, 2 par jour.

Pilules toniques de Stoll, 4 à 6.

Pilules tartarées de Schroder, 1 scrupule à
1 gros et demi.

Pilules chalybées, 6 grains à demi-gros.

COLIQUE D'ESTOMAC.

Gouttes amères, 2 à 8 dans une infusion
de plantes stomachiques.

Elixir thériacal, 10 à 30 gouttes.

Poudre de corail d'Helvétius, 18 grains à
2 scrupules.

Thériaque de Venise, 18 grains à 2 gros.

Orviétan, 18 grains à 1 gros.

Diascordium, 18 grains à 2 gros.

Mithridate, 12 grains à 1 gros.

Philonium romanum, un demi-gros à 2
gros.

COLIQUE D'ENTRAILLES.

Teinture anodine de corail d'Helvétius, 20
   gouttes à demi-gros.
Eau générale, 2 à 4 gros.
Miel mercuriel, 1 à 4 onces, en lavement.
Sirop de coquelicot, 2 gros à une once et
   demie.
Thériaque diatessaron, 12 grains à 2 gros.
Mithridate, 12 grains à 1 gros.
Philonium romanum, demi-gros à 2 gros.
Baume tranquille, demi-once à 2 onces,
   en lavement.
Baume de vie d'Hoffmann, 10 gouttes à un
   demi-gros.
Laudanum de Sydenham, 10 gouttes à
   1 gros.
Opium de Rousseau, 2 à 10 gouttes.

COLIQUE NERVEUSE.

Huile de ricin, demi-once à 2 onces, avec
   sirop de limon.
Éther sulfurique, 10 à 30 gouttes.
Teinture de Bestucheff, 15 à 40 gouttes.

COLIQUE NÉPHRÉTIQUE.

Esprit de nitre dulcifié, 1 cuillerée à café

avec moitié de laudanum dans un verre de tisane de pariétaire.

Eau impériale, 1 à 4 gros.

Baume de pariera brava, demi-gros à 2 gros.

Sirop d'althea composé, 2 gros à 1 once et demie.

Eau de menthe composée, 1 à 4 gros dans un verre de tisane.

Baume de Fioraventi, 5 à 10 gouttes dans du thé.

Esprit de nitre dulcifié, 20 à 60 gouttes.

Potion capivi, par cuillerées, de demi-heure en demi-heure, dans une tisane diurétique.

CONSTIPATION.

Electuaire lénitif, 1 à 3 gros.

Marmelade de Tronchin, une cuillerée tous les soirs.

Pilules relâchantes de Buchan, 3 à 9, partie le matin, partie le soir.

CONVULSIONS DES ENFANS.

Magnésie calcinée, 8 à 10 grains; on la

mêle avec autant de rhubarbe dans une
tisane antispasmodique.

Teinture de suie, 12 à 15 gouttes.

Poudre de la princesse de Carignan, 18 grains
à 1 gros.

Thériaque diatessaron, 10 à 20 grains.

CONVULSION DES ADULTES.

Extrait de stramonium, demi-grain à 2
grains, deux fois par jour.

Extrait de jusquiame, 1 à 3 grains.

Poudre antispasmodique, 1 scrupule à un
gros.

——— *de guttète*, 2 grains à 1 gros.

——— *dorée de Zell*, 6 grains à 1 scrupule.

Thériaque diatessaron, 18 grains à 2 gros.

COQUELUCHE.

Sirop de rhubarbe, par cuillerées à café ;
deux ou trois fois par jour.

Kermès minéral, un quart de grain à un
demi-grain, mêlé avec suffisante quantité
de sirop et délayé dans un peu d'eau.

Sirop de diacode, 1 à 4 gros, dans une tasse
d'infusion d'hysope ou de pouillot.

Teinture anisée d'Alibert, 1 once par petites cuillerées ; on mélange cette teinture avec un peu de sirop pectoral et un peu d'eau.

Sirop du docteur Désessart, 1 once par cuillerées, dans un peu de tisane pectorale.

Sirop du docteur Maloet, par cuillerées, d'heure en heure, dans une tasse d'infusion d'hysope ou de fleurs pectorales.

Sirop de Rivet. idem.

Sirop pour la coqueluche, idem.

Sirop de cloportes, idem.

Sirop contre la toux, idem.

Potion du docteur Jean Roy, 6 cuillerées dans la matinée.

Elixir parégorique anglais, 50 à 100 gouttes (1).

COUPS ET CHUTES (2).

Espèces vulnéraires, une pincée infusée.

Eaux vulnéaire, d'émeraudes, générale, de mélisse, de Cologne, 2 à 4 gros dans l'infusion ci-dessus. On fait des frictions avec ces eaux spiritueuses sur la

______

(1) Voyez la *Table des Remèdes externes*.
(2) *Idem.*

partie offensée, sur les tempes et le front. On les respire fortement.

CRACHEMENT DE SANG, HÉMOPTY-SIE, HÉMORRHAGIE.

Mixture de Quarin, par cuillerées.

Pilules d'alun d'Helvétius, de 6 à 12.

Conserve de roses, 3 à 4 onces par jour.

Laudanum liquide, 10 à 12 gouttes dans un verre d'eau d'orge.

Elixir de vitriol de Minsicht, 10 à 40 gouttes dans un véhicule approprié.

Sirop de grande consoude, 2 gros à 1 once et demie.

Poudre astringente, 12 grains à 1 gros.

Pilules astringentes, 6 grains à 1 scrupule.

Hockiac, 1 scrupule à 1 gros.

Alun teint d'Helvétius, 6 grains à un demi-gros.

Pilules de fougère composées, 6 grains à un demi-gros.

Trochisque de karabé, 12 grains à 1 gros.

Potion de Jussieu, en 2 doses.

Poudre d'Haly, 1 demi-gros à 1 gros et demi.

Electuaire balsamique et astringent de Barthès, 5 à 6 cuillerées par jour.

Extrait de cachou, 12 grains à 1 gros.

CRAMPES DE L'ESTOMAC.

Musc, 10 grains dans un demi-gros de thériaque.

Julep musqué de Fuller, 4 à 5 onces, par cuillerées, de quart-d'heure en quart-d'heure.

Poudre d'Haly, demi-gros à 1 gros et demi.

CROUP.

Julep écossais, 4 à 5 onces.

Mixture pour le croup, par cuillerées.

Sulfure de potasse, 1 à 6 grains, délayé dans du sirop d'ipécacuana.

Muriate doux de mercure, 1 grain en bol, avec mie de pain et sucre suffisante quantité. On réitère ce remède toutes les deux heures.

Sirop de foie de soufre, demi-once à une once.

TOUX SUFFOCANTE.

Mixture pour le croup.

Potion de Quarin, 1 once toutes les trois heures.

TOUX CONVULSIVE.

Poudre de Quarin, 1 demi-gros toutes les
  quatre heures.
Elixir parégorique, 50 à 100 gouttes.

DARTRES, MALADIES DE LA PEAU (1).

Sulfure d'antimoine, 12 à 18 grains, mêlés
  avec partie égale de sucre, à prendre en
  3 fois.
Nitrate de potasse, demi-gros à 1 gros
  par jour dans une infusion de fumeterre.
Bol diaphorétique anglais,
Liqueur de Pressavin, 1 à 3 verres à ratafia
  par jour.
Pilules de Plumier, 6 par jour, en deux
  prises.
Poudre de Grimaldi, 48 grains, (purgative).
Sirop de foie de soufre, 1 à 2 onces.
——— *dépuratif de Majault*, 1 à 2 onces.
Tisane de vinache, 1 pinte.
Extrait de fumeterre, 24 grains à 1 gros.
——— *de scabieuse*, 6 à 24 grains.
Sirop de fumeterre, 2 gros à 1 once et demie.
——— *de noirprun*, 2 gros à 2 et 3 onces,
  (purgatif).

---

(1) Voyez la *Table des Remèdes externes*..

Sirop de Belet. (Voyez p. 175.)

Confection Humec, 1 gros à 1 once, (purgative).

Tablettes antimoniales de Kunckel, 1 à 4 gros.

Pastilles de soufre, 1 gros à 1 once.

Pilules de panacée mercurielle, 6 grains à 1 scrupule.

Pilules de Belloste, 2 par jour, 6 à 8 pour purger.

Pilules de Renaudot, 12 à 48 grains.

Trochisques alhandal, 2 grains à 1 scrupule, (drastique).

Bol diaphorétique anglais, 2 par jour.

—— *purgatif du docteur Wilson,* 2 à 10 grains.

Eau oxigénée d'Alyon, 2 ou 3 verres le matin.

DÉFAILLANCE (1).

Eaux de la reine de Hongrie, générale, de Cologne, de mélisse, de vulnéraire, d'émeraude, 2 gros à 1 once, étendues d'un peu d'eau. On en frotte sans eau les tempes et le front du malade.

—————————————————

(1) Voyez la *Table des Remèdes externes.*

(DIARRHÉE, DYSSENTERIE.

Spodium ou ivoire calciné, 12 grains à 2 scrupules.

Corne de cerf calcinée, idem.

Teinture de corail anodine d'Helvétius, 20 gouttes à demi-gros.

Rob de sureau, 1 scrupule à 1 gros.

Extrait de millefeuilles, 12 à 48 grains.

Miel de nénuphar, 1 à 4 onces; *miel rosat*, 1 gros à 1 once, dans un lavement.

Sirop de nymphæa, 2 gros à 1 once et demie.

Sirop de roses sèches, idem.

Sirop de grande consoude, idem.

Gelée de corne de cerf, 2, 4 et 6 onces.

Conserves de roses et de cynorhodon, 2 gros à 1 once.

Poudre de Kent, 12 grains à demi-gros.

——— *de corail d'Helvétius*, 18 grains à 2 scrupules.

Confection d'hyacinthe, 18 grains à 1 gros et demi.

Orvietanum præstantius, 12 grains à 1 gros.

Diascordium, 1 scrupule à 1 gros et demi.

Catholicum double, 2 gros à 2 onces, (minoratif).

Pilules de fougère composées, 6 grains à demi-gros.

Trochisque de karabé, 12 grains à 1 gros.

Huile de mastic, demi-once à 1 once, en lavement.

Electuaire anti-dyssenterique, 1 à 3 gros.

Poudre d'Haly, 1 demi-gros à 1 gros et demi.

Décoction blanche de Sydenham, 1 verre par heure.

Looch d'amidon. (*Voyez* p. 80.)

Pilules anti-dyssenteriques de Willis, 3.

Remède de Quarin, 3 onces et demie toutes les 3 heures.

DYSPEPSIE. (*Voyez* INDIGESTION.)

DYSURIE, STRANGURIE.

Potion diurétique de Buchan, 1 tasse, de 4 heures en 4 heures.

Trochisque d'Alkekenge, 12 grains à 1 gros

Potion diurétique du docteur Hallé,

ÉCROUELLES.

Résine de gayac, 6 grains, en 3 prises par jour.

Extrait de ciguë, 2 grains à 1 et 2 gros, graduellement.

Confection-hamech, 1 gros à 1 once, (purgative).

Pilules de panacée mercurielle, 6 grains à 1 scrupule.

Pilules de Belloste, 2 à 3 par jour ; 6 à 8, pour purger.

Elixir aurifique de Rotrou, 6 à 12 gouttes.

—— *de Peyrilhe*, une cuillerée à bouche.

Sirop dépuratif de Majault, 1 à 2 onces.

—— *anti-scorbutique*, 4 gros à 1 once par jour.

EMBARRAS GASTRIQUE, SABURRE DANS LES PREMIÈRES VOIES.

(Besoin d'être purgé.)

Tartre stibié, 1 à 3 grains, comme vomitif.

Pulpe de casse, 1 à 1 once et demie.

Pulpe de tamarin, 2 gros à 1 once (1).

Catholicum double, 2 gros à 2 onces.

Electuaire diaprum simple, 4 gros à 2 onces.

—— *diaprum solutif*, 2 gros à 1 once.

---

(1) Le tamarin convient dans les tems chauds, quand on veut purger et rafraîchir en même tems le malade.

Electuaire de psyllium, 1 à 6 gros.

Tablettes de citro, 2 à 6 gros.

———— *diacarthami*, 2 gros à 1 once.

Pilules ante cibum, 12 grains à 1 gros et demi, purgatif doux.

———— *angélique*, idem.

———— *panchymagogues*, 10 grains à 1 demi-gros.

———— *purgatives d'Helvétius*, idem.

———— *cochées majeures*, 1 scrupule à 1 gros.

———— *cochées mineures*, 12 grains à demi-gros.

———— *aloétiques*, idem.

———— *hydragogues de Bontius*, idem.

———— *de Radius*, 12 grains à 2 scrupules.

Bière purgative anglaise, demi-setiér, deux fois par jour.

Biscuits purgatifs, n° 1.

Eau-de-vie purgative de Mezaize, 1 once et demie (1).

Potion laxative de Vienne, 1 à 5 onces.

Eau-de-vie allemande, 2 gros à 2 onces (2).

————————————————

(1) Ce purgatif ne convient qu'aux personnes phleg-matiques.

(2) *Idem*.

Eau de Trevez, une pinte.

Elixir sacré, 1 à 10 onces et demie.

—— *viscéral d'Hoffmann*, 1 à 2 gros.

Sirops de nerprun, *de fleurs de pêcher*, *de nicotiane*, *de rose pâle composé*, *de chicorée composé*, *magistral astringent*, 2 gros à 2 onces.

Poudre cornachine, 12 grains à 2 gros(1).

—— *vomitive d'Helvétius*, 18 grains.

—— *de Grimaldi*, 40 grains.

—— *du comte de Warwick*, 12 à 24 grains.

Electuaire lénitif, 4 gros à 1 once et demie. On le donne aussi en lavemens.

Sel de guindre, 6 gros et demi.

Sucre orangé purgatif, 2 à 3 gros.

Tisane royale, 1 chopine.

Teinture de d'Affy, 1 à 3 onces.

—— *sacrée*, 1 à 2 gros.

Crême de tartre soluble, 1 à 2 gros.

Pilules écossaises, 1 à 2 gros.

Poudre tonique et incisive du D. Lassone.
    (*Voyez* la FORMULE.)

Purgatif du D. Wilson, 2 à 10 grains.

———————————————

(1) Il faut s'en abstenir dans les maladies inflammatoires.

EMPOISONNEMENT.

PAR LES OXIDES MÉTALLIQUES.

Emétique, 2 à 3 grains
Ipécacuana, 24 à 48 grains.
Vinaigre scillitique, 3 ou 4 cuillerées.
Carbonate de soude, de potasse, 1 gros
dans une pinte d'eau.
Sulfure de potasse, 6 grains dans un verre
d'eau (ou en pilules).
Sulfure de fer, 10 à 12 grains.
Encre, 1 cuillerée dans une pinte d'eau.

PAR LES SELS MÉTALLIQUES.

Ammoniaque liquide, 30 gouttes dans un
verre de boisson.
Eau de chaux, 6 à 16 onces.
Quinquina, 1 à 4 gros.
Baume de soufre, 1 à 2 gros.
Térébenthine, 1 scrupule à 1 gros.

PAR LE PLOMB.

Remède de la charité.

PAR LES ACIDES.

Eau de savon, 1 chopine à 1 pinte.
Magnésie calcinée, 1 scrupule à 1 gros.

Thériaque, 1 à 2 gros.
Sirop de diacode, 4 gros à une once.

PAR L'OPIUM.

Limonade végétale ou minérale, 1 chopine
à 1 pinte.
Éther, 1 scrupule à 1 gros.

PAR LES CHAMPIGNONS.

Traitement indiqué. (*Voyez* la Table des
Formules.

ÉPILEPSIE.

Fleurs de zinc, 3 à 4 grains, en pilules.
Musc, 5 à 12 grains, en pilules avec l'ex-
trait de gui de chêne.
Valériane en poudre, 1 à 2 gros.
Opium, 1 à 2 grains.
Camphre, 8 à 16 grains.
Castoreum, 3 à 16 grains.
Assa fœtida, 12 grains à 1 scrupul.
} (1)
Élixir anti-épileptique,
Élixir de vie de Mathiole, 1 à 4 gros in-
térieurement. On en frotte aussi les tem-
pes et le dessous du nez.

____

(1) Substances simples que l'on donne seules ou
mélangées.

Elixir de vitriol de Minsicht, 20 à 40 gouttes, dans un véhicule aqueux.

Gouttes anodynes anglaises, 10 gouttes à demi-gros.

Gouttes céphaliques d'Angleterre, idem.

Extrait de stramonium, demi-grain à 2 grains.

—— *de jusquiame*, 1 à 3 grains.

—— *de valériane*, 12 à 48 grains.

Poudre anti-spasmodique, 1 scrupule à 1 gros.

—— *de guttete*, 2 grains à 1 gros, suivant l'âge.

—— *d'or de Zell*, 6 grains à 1 scrupule.

Thériaque diatessarum, 12 grains à 2 gros.

Électuaire diacolocynthidos, 1 gros à 1 once.

Huile animale de Dippel, 5 à 30 gouttes, mêlées avec l'éther.

Alcohol ammoniacé, 20 à 40 gouttes, dans un véhicule approprié.

Ether sulfurique, nitrique, muriatique, 10 à 20 gouttes, avec le sucre.

Bière céphalique anglaise, 4 à 5 verres par jour.

Pilules épileptique anglaise, 1 seule à la fois.

—— *cuivreuses de Swediaur*, 2 à 3.

—— *de Quarin*, 2 à 4.

Electuaire du D. Mead, 1 gros le soir et le matin.

ESQUINANCIE, ANGINE, MAL DE GORGE.

Pulpe de tamarin, 2 gros à 1 once.

Oximel simple, 2 gros à 1 once.

Miel rosat, 1 gros à 1 once.

Sirop de mûres, 2 gros à 1 once et demie.

—— *de vinaigre*, 2 gros à 1 once.

Poudre tempérante de Stahl, 12 grains.

Boisson anti-phlogistique de Stahl, 1 tasse toutes les heures.

Bol diaphorétique anglais, 2 par jour.

FAIBLESSE D'ESTOMAC , PROSTRA-TION DE FORCES, ATONIE.

Vin de rhubarbe composé, 1 à 2 onces.

—— *amer*, idem.

—— *stomachique de Plenk*, idem.

Wakaka des Indes, 1 gros à 1 once.

Vin de quinquina, 3 à 4 onces, à l'heure du dîner, autant le soir.

Vin d'absinthe, 2 à 6 onces, à l'heure du dîner, autant le soir.

Vin d'enula campana, 4 gros à 3 onces.

Baume de vie de Lelièvre, 1 à 3 cuillerées, en mettant une heure d'intervalle.

Essence de Wedelius, demi-gros à 1 gros.

Elixir de vie de Mathiole, 1 à 4 gros.

—— *viscéral d'Hoffmann*, 1 à 2 gros.

—— *de Stougthon*, 10 gouttes à 1 gros, dans une tasse de thé.

Extrait d'absinthe, 12 grains à 1 gros.

—— *de petite centaurée*, 12 grains à demi-gros.

Lilium de Paracelse, 10 à 30 gouttes, dans un véhicule stomachique.

Extrait de gentiane, 12 grains à demi-gros.

—— *de rhubarbe*, idem.

—— *de genièvre*, 24 grains à 2 gros.

—— *d'aloës*, 2 à 4 grains.

Eau thériacale, 1 à 4 gros.

Sirop d'absinthe, 2 gros à 1 once et demie.

—— *de quinquina*, idem.

—— *de kermès*, 2 gros à 1 once.

—— *de menthe*, 2 gros à 1 once et demie.

Elixir de Garus, idem.

Eau spiritueuse d'Anhalt, 2 à 3 gros.

Poudre de diarrhodon, 12 grains à 1 gros.

—— *des trois santaux*, idem.

—— *lætifiante*, idem.

—— *d'ambre composée*, idem.

Poudre d'arum de Berckman.

Confection d'hyacinthe, 18 grains à 1 gros
et demi.

—— *alkermès*, 1 scrupule à 1 gros.

Thériaque, 18 grains à 2 gros.

Orviétan, idem.

Mithridate, idem.

Diascordium, 1 scrupule à 1 gros et demi.

Philonium romanum, 36 grains à 2 gros.

Opiat de Salomon, 1 scrupule à 1 gros.

Electuaire d'hierapicra, 1 à 6 gros.

Pastilles de vanille, 1 gros à 1 once dans
le courant de la journée.

—— *de girofle*, 1 à 4 gros.

—— *de cannelle*, idem.

—— *de cachou*, idem.

—— *de rhubarbe*, idem.

Pilules balsamiques de Stahl, 2 à 12 grains.

—— *de Becher*, idem.

—— *chalybées*, 6 grains à 1 scrupule.

Trochisques de cypheos, 12 grains à 1
gros.

Baume saxon, 15 gouttes, sur un morceau de sucre.

Bière stomachique anglaise, 1 verre matin
et soir.

Bière de quinquina de Mutis, 1 pinte par
jour.

Bol fortifiant de Desbois, 6 par jour.

Confection japonnaise, 1 à 2 scrupules.

Elixir de Methe, 1 à 2 gros.

—— *de Mithié,* idem.   .

Alkermès des Italiens, 2 à 3 gros.

Opiat stomachique d'Helvétius, 1 scrupule
à 1 gros.

Poudre d'Hali, 1 demi-gros à 1 gros et
demi.

Poudre corrobante de Werthoff, 42 grains.

Teinture nervino-tonique de Berlin, 1 à
2 gros.

Bol digestif de Smith,

Eau de magnanimité, 1 à 2 gros.

Elixir sacré, 1 once à 1 once et demi.

Poudre diaromaton, 5 à 20 grains.

Teinture de rhubarbe de Spielman, demi-
once dans un véhicule approprié.

Teinture de malate de fer, 1 scrupule à
  1 gros.
Pilules du D. Huln, 1 à 2.
Teinture sacrée, 1 cuillerée, dans un verre
  d'eau sucrée.

FAIBLESSE DES ORGANES DE LA GÉ-NÉRATION.

Pastilles de geng-geng, 4 ou 5, à une heure
  de distance.
Wakaka des Indes, 4 gros à 1 once.

FIÈVRE ADYNAMIQUE.

Electuaire anti-fébrile de Boerhaave, un
  demi-gros toutes les 4 heures.
Elixir de salut, 1 once.
——*fébrifuge de Whitt*, une demi-once.
Mixture de myrrhe de Griffith, 4 cuillerées,
  trois fois par jour.
Poudre de gyms, 1 gros à 1 gros et demi.
Vin amer, 2 à 3 onces.

FIÈVRE INTERMITTENTE.

Ipécacuana, 20 à 30 grains.
Jalap, 18 à 24 grains.

Quinquina, 2 scrupules, toutes
   les deux ou trois heures.
Ecorce de saule blanc, 2 gros.
   en deux prises à deux heures de
   distance.
—— *de marronier d'Inde* , 2 gros.
   Infusé dans 4 onces de chardon
   béni.
—— *de putier (cerasus padus)*,
   1 gros.
—— *de frêne* , 2 gros, dans une
   tasse d'infusion de feuilles de
   frêne. Toutes les 4 heures.
Serpentaire de Virginie , idem.

(1)

Vin de quinquina, un verre le matin, un le
   soir.
Extrait de petite centaurée, 12 grains à
   demi-gros.
—— *de gentiane* , idem.
—— *sec de quinquina*, 6 à 12 grains.
Sirop de quinquina, 2 gros à 1 once et
   demie.

---

(1) Fébrifuges simples que l'on donne seuls ou mé-
langés.

Poudre de Grimaldy, 40 grains. Elle est purgative.

—— *fébrifuge et purgative d'Helvétius*, 18 grains à demi-gros.

Electuaire de psyllium, 1 à 6 gros. Il est purgatif.

Elixir de Wihtt, demi-once.

Opiat fébrifuge de Tissot, 2 gros.

Pilules fébrifuges anglaises, quatre par jour avant l'accès.

Poudre de Boullemer, 44 grains par jour pendant trois jours.

—— *de Gyms*, 1 gros à 1 gros et demi.

Sulfate de fer, 1 gros, dans une pinte d'eau à prendre en quatre fois dans un jour.

Electuaire anti-fébrile de Boerhaave, demi-gros toutes les quatre heures.

Elixir anti-septique d'Huxam, 2 à 4 gros dans une boisson appropriée.

—— *de salut*, demi-once à 1 once.

Essence alexipharmaque de Sthal, 20 à 30 gouttes.

Gélatine de Seguin, 2 onces par jour par prises de 2 gros.

Mixture acide du D. Selle, une tasse toutes les heures.

—— *résolutive de Selle*, demi-tasse toutes les heures.

Poudre corroborante de Werlhoff, 42 grains.

Teinture fébrifuge de Clutton, dans une tisane jusqu'à légère acidité.

—— *de kina composée d'Huxam*, 2 à 4 gros.

Pilules émétiques de Boerhaave, 1 à 2.

—— *tartarées de Schroder*, 4 à 8.

FIÈVRES CONTINUES AIGUES.

Crème de tartre soluble, 1 à 2 gros.
Sirop de vinaigre, 4 gros à 1 once.
Ipécacuana, 15 à 20 grains.
Pulpe de tamarin, 2 gros à 1 once.

FIÈVRE INFLAMMATOIRE.

Boisson anti-phlogistique de Stahl, une tasse par heure.

Mixture diaphorétique de Selle, une demi-tasse toutes les heures.

FIÈVRE MALIGNE, PUTRIDE, PÉTÉ-CHIALE.

Esprit volatil et aromatique de Sylvius, 6 à 30 gouttes.

Baume du Commandeur, 10 à 40 gouttes.

Extrait de scordium, 12 à 24 grains.

Baume de vinceguerre, 8 à 10 gouttes, sur un morceau de sucre.

Sirop de vinaigre, 2 gros à 10 onces.

Orvietanum præstantius, 12 grains à 1 gros.

Eau diurétique camphrée de Fuller, 1 à 2 onces.

Elixir anti-septique d'Huxam, 1 à 2 demi-gros.

—— *de Mithié*, idem.

Poudre de Werlhoff, 2 scrupules.

Vin amer, 2 à 3 onces.

—— *de Séguin*, 3 à 6 onces.

FLATUOSITÉS, VENTS, ÉRUCTATIONS.

Ether sulfurique, 15 à 30 gouttes.

Laudanum de Sydenham, 1 scrupule à 1 gros.

Eau de menthe poivrée, 4 gros à 1 once.

Quinquina, 12 à 18 grains.

Pilules carminatives de Buchan, 4 à 5 le
soir en se couchant.

Confection japonnaise, 36 à 48 grains.

Teinture d'absinthe, 10 gouttes à 1 gros
dans un verre d'infusion d'anis.

Elixir de propriété de Paracelse, 6 gouttes
à demi-gros.

Opiat de Salomon, 1 scrupule à 2 gros.

Electuaire de baie de laurier, idem.

Essence de Wedelius, 1 demi-gros à 1 gros.

Teinture de suie, 15 à 30 gouttes.

Vin de rhubarbe composé, 2 à 3 onces.

———— *amer*, idem.

Teinture de rhubarbe de Spielman, demi-
once.

FLUXIONS DE POITRINE. (*V*. PLEURÉSIE.)

FLUEURS BLANCHES. (*Voy*. LEUCORRHÉE.)

GALE.

Fleurs de soufre, 10 à 18 grains.

Crême de tartre soluble, 2 scrupules à 1 gros.

Extrait de scabieuse, 6 à 24 grains.

Sirop de fumeterre, 2 gros à 1 once et demie.

———— *de noirprun*, 2 gros à 2 et 3 onces,
(purgatif).

Confection hamech, 1 gros à 1 once. Purgatif.

Tablettes antimoniales de Kunckel, 1 à 4
gros.

Pilules de panacée mercurielle, 6 grains à
1 scrupule.

Sirop de foie de soufre, 1 à 2 onces (1).

GOETRE, ENGORGEMENT GLANDU-LEUX.

Æthiops végétal de Russel, 1 gros.

Gelée de fucus de Russel, idem (2).

GONORRHÉE.

Pilules de camphre et de nitre, 6 à 12 grains
par jour.

Pilules de calomelas et de térébenthine, 5 à 6.

Térébenthine cuite, 1 scrupule à 1 gros
pour 60 pilules.

Savon de Starkei, 12 grains à 1 gros dans
les vieilles gonorrhées.

Bols fortifians de Desbois, 6 par jour dans
les vieilles gonorrhées.

Pilules astringentes de Capuron, 1 ou 2 par
jour.

---

(1) *Voyez* la Table des Maladies externes.

(2) *Idem.*

Opiat du D. Larrey, 2 à 4 gros par jour.

Pilules de Quarin, 5 à 6 le matin.

Pilules du D. Sainte-Marie, demi-gros deux fois par jour.

Teinture d'antimoine de Jacobi, 10 à 20 gouttes.

GOUTTE.

Extrait de gayac, 12 grains à demi-gros.

Poudre amère, 12 grains à 1 gros.

Eau-de-vie allemande, 1 à 2 onces pour purger.

Poudre de Perard, 1 gros.

Electuaire cariocostin, 1 à 6 gros pour purger.

Tablettes antimoniales de Kunckel, 1 à 4 gros.

Ratafia des Caraïbes, 2 petites cuillerées le matin.

Elixir de salut, 1 à 3 gros.

Pilules de Vicq-d'Azir, 2 à 4 par jour.

Décoction anti-arthritique de Quarin, 1 à 3 verres.

Electuaire anti-arthritique de Buchan, une cuillerée à café, deux fois par jour.

Gouttes anti-arthritiques d'Ellerius, 20 à 30 gouttes.

Teinture volatile de gayac, 1 gros à demi-
    once dans une tasse de lait.

Mixture résino-savonneuse de Plenk, 1 gros
    dans une boisson appropriée.

GRAVELLE, PIERRE DE LA VESSIE.

Eau de chaux, une chopine.

Potasse caustique, 30 à 40 gouttes, dans
    une pinte d'eau mucilagineuse.

Térébenthine cuite, 1 scrupule à 1 gros.

Esprit de nitre dulcifié, 10 à 20 gouttes,
    dans un véhicule approprié.

—— *de cochléaria*, 15 gouttes à 1 gros.

Sirop des cinq racines apéritives, 2 gros à
    1 once.

Ratafia du commandeur de Caumartin, un
    petit verre le matin à jeun.

Baume de pariera brava, demi-gros à 2 gros.

Remède de Stephens. (*Voyez* la Pharma-
    copée de *Baumé.*)

Extrait d'enula campana, 8 grains à demi-
    gros.

Savon de Starkey, 12 grains à 1 gros.

Eau impériale, 1 à 4 gros.

Baume de Fioraventi, 5 à 10 gouttes, dans
    une boisson diurétique.

HÉMORRAGIES.

Pilules cuivreuses de Swediaur, 2 à 3.
Pilules d'alun d'Helvétius, 6 à 12.
Poudre styptique de Colbatch, 4 à 12 grains.

HÉMORROIDES.

Conserves de roses, 1 à 3 onces.
Quinquina, demi-gros.
Electuaire lénitif, 1 à 3 gros.
Alun teint d'Helvétius, 6 grains à 1 scru-
  pule.
Pilules astringentes, idem.
Trochisques de Karabé, 12 grains à 1 gros.

HÉMOPTYSIE. (*V.* CRACHEMENT DE SANG.)

HYDROPISIE.

Scille en poudre, 6 à 8 grains, avec 24 grains
  de nitre dans un verre d'eau de cannelle.
Vin diurétique anglais, 3 à 4 verres par jour.
Kermès minéral, 1 grain, 2 ou 3 fois par jour.
Rob de noirprun, 1 scrupule à 1 gros et
  demi, pour purger.
Extrait de concombre sauvage, 1 à 6 grains.
——— *d'ellébore noir*, 1 à 12 grains.
Résine de jalap, 4 à 12 grains, en pilules.
——— *de scammonée*, idem.
——— *de turbith*, idem.

Esprit de cochléaria, 15 gouttes à 1 gros.

Vinaigre scillitique, 1 à 4 gros.

Miel de concombre sauvage, 1 à 4 gros, en lavemens.

Oximel colchique, 1 gros, deux fois par jour dans une infusion.

Electuaire diaphœnix, 1 gros à 1 once.

Sirop de noirprun, 2 gros à 2 et 3 onces, pour purger.

Poudre hydragogue, 12 grains à 2 scrupules, pour purger.

Pilules de Starkey, 6 à 8 grains.

—— *toniques de Bacher*, 3 à 6 grains; on les prend le soir.

—— *hydragogues de Bontius*, 12 grains à demi-gros.

—— *de Rudius*, 12 grains à 2 scrupules.

Trochisques alhandal, 2 gros à 1 scrupule.

Bière diurétique anglaise, une pinte par jour, dans l'invasion de la maladie.

Vin de Fuller, 4 onces le matin à jeun.

Pilules hydragogues de Janin, 12 grains à demi-gros.

—— *sténiques de Brown*, 1 à 2 le matin.

Savon de Starkey, 8 à 10 grains.

Electuaire de Quarin, 1 gros toutes les

heures, jusqu'à ce qu'on ait évacué suffisamment.

Elixir résolutif du D. Selle, 1 cuillerée à café toutes les deux heures.

Pilules purgatives de Haën, 10 à 20 grains.

—— *de Withering*, 1 à 2.

Vin de gayac elléboré de Lewis, un petit verre le soir.

Electuaire hydragogue de Fouquier, 12 à 24 grains.

Pastilles d'enula campana, une demi-once.

HYDROPHOBIE. (*Voyez* RAGE.)

Potion anti-lyssique du D. Selle.

Poudre de Cob, 40 grains.

HYPOCONDRIE.

Quinquina, 12 à 36 grains, entre deux soupes.

Pilules chalybées, 6 grains à un demi-gros.

Pilules toniques de Stoll, 4 à 6 grains.

Extrait d'ellébore noir, 1 à 12 grains.

Poudre absorbante, 6 grains à un demi-gros.

Pilules toniques de Bacher, 3 à 6 grains, le soir.

—— *de Rudius*, 12 grains à 2 scrupules.

—— *splénétiques anglaises*, 3 à 6.

INDIGESTION.

Elixir de Garus, 2 gros à 1 once et demie.

HYSTÉRIE. *Voyez* SPASMES , VAPEURS HYS-
TÉRIQUES.

Pilules anti-hystériques du D. Selle , 5 à 8.
Potion emménagogue de Desbois ,

ICTÈRE. *Voyez* JAUNISSE.

Esprit de ménianthe, 1 gros à 1 once.
——— *d'angélique composé*, 30 à 60 gouttes.
Teinture de Bestucheff, 15 à 40 gouttes.
Bol digestif de Smith,
Electuaire anti-cachectique du **D. Ward.**
    (*Voyez* la FORMULE.)
Pilules stomachiques de Smith, 3 à 6, le soir.
Poudre diaromaton, 5 à 20 grains.
Teinture sacrée, une cuillerée dans un verre
    d'eau sucrée.

INFLAMMATION DU BAS-VENTRE.

Sulfate de magnésie, 1 à 2 onces.
Laudanum liquide, 10 grains à 1 scrupule.

**INFLAMMATION DU FOIE , COLIQUE
    HÉPATIQUE.**

Pulpes de tamarin, 1 gros à 1 once.
Nitrate de potasse, 6 à 12 grains dans une
    tisane diurétique.

Esprit de nitre dulcifié, 6 à 8 gouttes dans
une tisane diurétique.

INSOMNIE.

Sirop de diacode, une demi-once à 1 once.

Opium de Rousseau, 2 à 10 gouttes, dans
une infusion de fleurs de coquelicot.

Laudanum de Sydenham, 10 gouttes à un
gros, dans une potion calmante.

ISCHURIE. (*Voyez* RÉTENTION D'URINE.)

JAUNISSE, ICTÈRE.

Esprit de nitre dulcifié, 20 à 60 gouttes;
dans une boisson diurétique.

Mixture de Quarin, 2 cuillerées toutes les
3 heures.

Pilules anti-ictériques de Buchan, 5 à 6 par
jour.

—— *fondantes de Smith*, 4 tous les trois
jours.

—— *fondantes de Richter*, 8 à 10 tous les
trois jours.

—— *de Greding*, 1 le matin, 1 le soir.

—— *de Starkey*, 6 à 8 grains.

—— *fondantes de Vicq-d'Azir*, 2 à 4 par
jour.

Crème de tartre soluble, 1 à 2 gros.

Décoction de chenevis, un demi-setier le matin. Quatre onces de chenevis bouillis dans 2 pintes de bière blanche.

Extrait de trifolium fibrinum, 12 à 48 grains.

Esprit de cochléaria, 15 gouttes à 1 gros.

Electuaire de psyllium, 1 à 6 gros.

Elixir de Witt, une demi-once.

Vin anti-ictérique, 4 cuillerées par jour.

J LAIT RÉPANDU.

Elixir américain, un demi-gros à 2 gros.

Petit-lait du D. Weisse, 3 verres par jour.

I LÉTHARGIE.

Eau générale, 2 à 4 gros.

Electuaire diacolocynthidos, 1 gros à une once, comme purgatif.

Pilules de Rudius, 12 grains à 2 scrupules.

Mixture du D. Franck, 1 cuillerée à café, de quart-d'heure en quart-d'heure.

I LEUCORRHÉE, FLUEURS BLANCHES.

Savon de Starkei, 8 à 10 grains.

Vin du D. Fordyce, 4 cuillerées par jour.

Quinquina, 1 scrupule à 1 gros.

Rhubarbe, 1 gros en pilules, avec le sirop de noirprun.

Eau de boule, 1 once, mêlée avec le vin.

Poudre diarrhodon, 12 grains à 1 gros.

Pilules chalybées, 6 grains à demi-gros.

—— *astringentes*, 6 grains à 1 scrupule.

—— *de fougère composées*, idem.

—— *toniques de Stoll*, de 4 à 6.

Bol fortifiant de Desbois, 6 par jour.

Elixir de Whitt, une demi-once.

—— *américain*, un demi-gros à 2 gros.

Elixir de Garus, 2 gros à 1 once.

Opiat de Tissot, 2 gros, matin et soir.

—— *anti-leucorrhéen*, 2 à 4 scrupules.

MAL CADUC. (*Voyez* ÉPILEPSIE.)

MALADIES DE LA PEAU. (*Voyez* DARTRES, GALE, TEIGNE, etc.)

MAL DE GORGE. (*Voyez* ESQUINANCIE.)

MALADIES DE NERFS. (*Voyez* VAPEURS, SPASMES, CONVULSIONS.)

MARASME, CACHEXIE, ATONIE GÉNÉRALE.

Electuaire anti-cachectique de Ward, 1 à 2 gros, trois fois par jour.

Elixir résolutif du D. Selle, 1 petite cuillerée de 2 heures en 2 heures.

—— *de Mithié*, idem.

Elixir pectoral, un demi-gros à 2 gros, dans une tasse d'infusion.

—— *de salut*, une demi-once à 1 once.

Mixture de myrrhe de Griffith, 4 cuillerées, 3 fois par jour.

Osmazôme de Thénard, 1 à 2 gros.

Pilules de Haën, 4 tous les 3 jours.

Poudre diaromaton, 5 à 20 grains.

Teinture de lavande composée, 10 gouttes à 1 gros.

Poudre d'Hartmann;

NÉPHRÉTIQUE. (*Voyez* Colique.)

OBSTRUCTIONS.

Mixture fondante de Mutzel, demi-once, toutes les heures.

Poudre ecphractique du D. Selle, 2 à 4 cuillerées à café par jour.

Teinture d'antimoine de Jacobi, 10 à 20 gouttes.

Sirop de nicotiane, 2 gros à 2 onces.

Conserve de cochléaria, 1 à 6 gros.

Poudre des trois santaux, 12 grains à 1 gros.

Poudre d'arum de Berckmann, idem.

Electuaire d'hiera picra, 1 à 6 gros.

—— *benedicte laxatif*, 1 gros à 1 once.

Opiat mésentérique, demi-gros à 2 gros.

Pilules de Starkey, 6 à 8 grains.

—— *tartarées de Schroder*, 1 scrupule à 1 gros et demi.

—— *balsamique de Stahl*, 2 à 12 grains.

—— *écossaises*, 2 à 4 par jour.

Vin chalybé, 2 gros à 2 onces. On le donne souvent dans une infusion d'armoise.

Teinture de mars de Ludovic, 50 à 80 gouttes.

Extrait de chicorée sauvage, 6 grains à 2 gros.

—— *de cresson*, 12 grains à demi-gros.

—— *de fumeterre*, 24 grains à 1 gros.

—— *de houblon*, idem.

Oximel scillitique, 1 gros à 1 once.

Sirop de cochléaria, 2 gros à 1 once et dem.

—— *de cresson*, idem.

—— *de cerfeuil*, idem.

—— *des cinq racines apéritives*, idem.

—— *de fleurs de pêcher*, idem, comme purgatif.

Pilules de Lemonier, 6 par jour, en deux prises.

Teinture de Jacobi, 8 à 10 gouttes.

PALES COULEURS. (*Voyez* CHLORÔSE.)

PALPITATIONS DE CŒUR. (*Voyez* MA-LADIES DE NERFS, SPASMES ET AFFECTIONS HYSTÉRIQUES.)

Poudre absorbante, 6 grains à demi-gros.

—— *létifiante*, 12 grains à 1 gros.

Confection alkermès, 1 scrupule à 1 gros.

PARALYSIE.

Alcohol ammoniacé, 20 à 40 gouttes, dans un véhicule approprié.

Ether sulfurique, 10 à 30 gouttes.

Teinture de Bestucheff, 15 à 40 gouttes.

Bière céphalique anglaise, 4 à 5 verres par jour.

Bol de Swediaur, 2 par jour.

Gargarisme de Quarin, pour la paralysie de la langue.

Emétique, 1 à 3 grains en lavage.

Electuaire lénitif, 4 gros à 1 once et demie.

Ammoniaque liquide, 12 gouttes, soir et matin.

Vin émétique, 2 gros à 4 onces.

Esprit volatil aromatique de Sylvius, 6 à 20 gouttes.

Rob de noirprun, 1 scrupule à 1 gros et demi, pour purger.

Eau thériacale, 1 à 4 gros.

Electuaire diacolocynthidos, 1 gros à
1 once, (purgatif énergique).

—— *diaphenix*, idem, (purgatif).

PARALYSIE DE LA LANGUE.

Gargarisme de Quarin.

PERTES DE SANG DE L'UTERUS.

Sirop de grande consoude, 2 gros à 1 once
et demie.

Elixir de vitriol, 8 à 20 gouttes, dans une
boisson astringente.

Pilules astringentes, 6 grains à 1 scrupule.

Alun teint d'Helvétius, 6 grains à demi-
gros.

Pilules de fougères composées, idem.

Trochisques de Karabé, 12 grains à 1 gros.

PETITE-VÉROLE.

Elixir thériacal, 10 à 30 gouttes, dans
une boisson cordiale.

Esprit volatil et aromatique de Sylvius,
6 à 30 gouttes.

Baume du Commandeur, 10 à 40 gouttes,
sur un morceau de sucre.

Eau générale, 2 à 4 gros.

Sirop d'œillets composé, 2 gros à 1 once et demie.

Elixir de Garus, 2 gros à 1 once.

Confection d'hyacinthe, 18 grains à 1 gros et demi.

Esprit de nitre dulcifié, 1 cuillerée à café dans une boisson diurétique.

Essence alexipharmaque de Stahl, 20 à 30 gouttes.

PLEURÉSIE, PÉRIPNEUMONIE, FLUXION DE POITRINE.

Emulsion d'amandes, 3 à 4 onces, très-gommée.

Oximel scillitique, 1 once à 1 once et demie, dans une décoction pectorale.

Pilules nitreuses camphrées, 6 à 12 grains.

Décoction de sénéka (polygala de Virginie), 3 à 4 cuillerées, 4 fois par jour.

Poudre de corail d'Helvétius, 18 grains à 2 scrupules.

Pilules de cynoglosse, 3 à 6 grains.

Décoction anti-septique de Boerhaave, 2 onces tous les quarts d'heure.

Mixture pectorale du même, 1 once toutes les demi-heures.

Sirop de Willis, 1 cuillerée matin et soir.

PHTHISIE PULMONAIRE.

Acide benzoïque, 8 à 16 grains, tous les deux ou trois jours.

Pilules incisives de Buchan, 3 à 4, dans l'invasion de la maladie.

—— *balsamiques de Boerhaave*, 1 toutes les trois heures.

Sirop pectoral du D. Selle, 1 once toutes les heures.

Lait de gomme ammoniac, 4 à 8 cuillerées par jour.

Sirop de grande consoude, 1 once à 1 once et demie.

Conserve de rose, 3 et 4 onces par jour.

Quinquina, 1 scrupule, toutes les 3 heures.

Élixir de vitriol, 20 à 30 gouttes, dans un verre de vin.

Vin chalybé, 3 cuillerées par jour.

Soufre lavé, 12 grains à 1 gros.

Poudre diatragacanthe froide, 6 grains à 1 gros.

Pastilles de soufre, 1 gros à 1 once.

Pilules de cynoglosse, 6 à 8 grains.

—— *de Morton*, 1 à 6 grains.

Baume de Lucatel, demi-gros à 2 gros.

Élixir pectoral, idem.

Gelée de lichen d'Islande, 2 à 8 onces.

Chocolat de lichen, 4 onces.

Pilules sthéniques de Brown, 1 à 2 le matin.

Sirop de foie de soufre, demi-once à 1 once.

Eau de chaux, 1 à 4 onces. On la donne dans du lait ou mêlée avec un sirop pectoral.

Eau de goudron, 2 à 6 onces. Même observation.

Sirops balsamique de Tolu, *de chou rouge*, *de tortue*, *de limaçons*, *pectoral anglais*, 2 gros à 1 once et demie.

Peau d'âne de la Chine (*hokiak*), 1 scrupule à 1 gros.

PIERRE DE LA VESSIE. (*V*. Gravelle.)

PITUITE.

Mixture balsamique de Fuller, 1 cuillerée matin et soir.

—— *de myrrhe de Griffith*, 4 cuillerées, trois fois par jour.

Elixir anti-asthmatique de Boerhaave, 2 à 30 gouttes, dans une infusion pectorale.

Lilium de Paracelse, 10 à 30 gouttes, dans un véhicule approprié.

Poudre diatragacanthe froide, 6 grains à 1 gros.

———— *d'iris composée*, 12 grains à demi-gros.
Pilules de cynoglosse, 3 à 6 grains.
———— *de Morton*, 1 à 6 grains.
Trochisques d'agaric, 12 grains à 1 gros.

RAGE. (*Voyez* HYDROPHOBIE.)

(Il n'y a qu'un remède sûr : la cautérisation.)
Cinabre, 24 grains ; *musc*, 16 grains, mêlés dans un verre d'eau-de-vie.
Assa-fœtida, 12 grains à 1 scrupule.
Ammoniaque liquide, 10 gouttes toutes les trois heures dans un verre d'eau.
Camphre, 10 à 12 grains.
Opium, 1 à 2 et 3 grains.
Quinquina, demi-gros, trois fois par jour.

RETARDS ET SUPPRESSION DES RÈGLES.

Teinture d'ellébore blanc, 1 à 2 cuillerées à café par jour.
Elixir de propriété de Paracelse, 6 gouttes à demi-gros.
Esprit volatil aromatique de Sylvius, 6 à 30 gouttes.
Baume du Commandeur, 10 à 40 gouttes.
Extrait de cresson, *d'absinthe*, *d'armoise*, *d'aristoloche*, 12 grains à demi-gros.

Extrait de houblon, 24 grains à demi-gros.

—— *de safran*, 4 à 24 grains.

—— *de valériane*, 12 à 48 grains.

—— *de vincetoxicum*, 12 grains à demi-gros.

Elixir américain, 1 à 2 gros.

Eau de menthe composée, 1 à 4 gros.

Esprit de cochléaria, 15 gouttes à 1 gros.

Pilules de Haën, 4 tous les 3 jours.

—— *carminatives de Buchan*, 4 à 5 en se couchant.

—— *tartarées de Schroder*, 1 scrupule à 1 gros et demi.

—— *de Fuller*, 2 le matin, 2 le soir.

—— *balsamiques de Stahl*, 2 à 12 grains.

—— *toniques de Bacher*, 3 à 6 grains.

—— *hystériques*, 6 grains à demi-gros.

—— *chalybées*, 6 grains à 1 scrupule.

Trochisques de myrrhe, 1 scrupule à 1 gros.

—— *hystériques*, 12 grains à 1 gros.

Potion emménagogue de Des[illegible], par cuillerées de quart-d'heure en quart-d'heure.

Sirop de Calabre, 2 gros à 1 once.

Sirops de cannelle, d'absinthe, d'armoise, de stéchas composé, 2 gros à 1 once et demie.

Thériaque diatessaron, 12 grains à 2 gros.

Orviétan, 18 grains à 1 gros.

Electuaire de baies de laurier, 1 scrupule à 2 gros.

—— *d'hiera picra*, 1 à 6 gros.

—— *benedicte laxatif*, 1 gros à 1 once. On le donne aussi en lavemens.

Tablettes martiales, 2 par jour.

—— *de safran*, 1 à 4 gros.

Limaille de fer porphyrisée, 2 à 24 grains. On la mélange avec un opiat amer ou purgatif : on la donne aussi délayée dans du vin d'Espagne.

Safran de mars ou œthiops martial, 1 à 18 grains.

Vin d'absinthe, 2 à 6 onces à jeun.

—— *chalybé*, 2 gros à 2 onces avec une infusion d'armoise.

Teinture d'absinthe, 10 gouttes à 1 gros dans une tasse de thé.

Essence de Wedelius, demi-gros à 1 gros.

Elixir thériacal, 10 à 30 gouttes.

Miel de concombre sauvage, 1 à 4 gros, en lavement.

RÉTENTION D'URINE, ISCHURIE, STRANGURIE, DYSURIE.

Esprit de nitre dulcifié, 5 à 6 gouttes, dans une infusion émolliente.

Savon médicinal, 1 gros en pilules.

Pulpe de casse, 1 once à 1 once et demie.

—— *de tamarins*, 2 gros à 1 once.

Ratafia du commandeur de Caumartin, un petit verre le matin à jeun.

Poudre tempérante de Stahl, 12 grains.

Bière diurétique anglaise, 1 pinte par jour.

Potion diurétique du D. Hallé, 1 cuillerée toutes les heures.

—— *de Buchan*, par tasse toutes les quatre heures.

Eau de Quercetan, 1 à 2 onces.

Pilules scillitiques d'Edimbourg, 3 à 4.

Liniment diurétique de Kuser,

RHUMATISME, SCIATIQUE.

Décoction de tamarins, une chopine.

Esprit de Mendererus, 12 à 30 gouttes, dans une boisson carminative.

Crème de tartre soluble, 1 gros à 1 gros et demi.

Gomme de Gayac, 1 scrupule à 1 demi-gros dans un verre de petit-lait.

Laudanum liquide, 15 à 20 gouttes.

Extrait de trèfle d'eau, 12 grains à 1 demi-gros.

Eau-de-vie allemande, 1 à 2 onces, pour purger.

Rob de sureau, 1 scrupule à 1 gros.

—— *de noirprun*, 1 scrupule à 1 gros et demi.

Extrait de Gayac, 12 grains à 1 demi-gros.

Pilules de Vicq-d'Azir, 2 à 4 le matin et le soir.

Bol diaphorétique anglais, 2 par jour.

Élixir de salut, 1 demi-gros à 3.

Poudre d'Ower, 1 demi-gros.

Emulsion du D. Willis,

Tisane de Vigaroux, 1 pinte.

Vin de Gayac elléboré de Lewis, un petit verre le soir.

Emulsion de Quarin,

Bière de Sydenham, 1 pinte le matin.

RHUMES, CATARRHES.

Tisane de Tissot, 1 pinte.

Espèces pectorales, une pincée infusée dans l'eau bouillante édulcorée avec le miel.

—— *pro-thé*, idem.

Tisane de Buchan, 1 pinte.

Miel scillitique, 2 gros à 1 once.

Hydromel simple, 1 pinte.

Sirops de violettes, *d'eresymum composé*, de tussilage, de capillaire, de guimauve, de bourrache, de buglose, de chou rouge, de tortue, de mou de veau, de limaçons, pectoral anglais, de Desessarts, de Maloët, de Bouvart, de rivet, de cloportes, 2 gros à 1 once et demie.

Tablettes béchiques, de Spitzley, de guimauve, de gomme arabique, d'iris, ad libitum.

—— anti-catarrhales de Tronchin, 6 à 8 par jour.

—— *d'ipécacuana*, idem.

Mixture balsamique de Fuller, 1 cuillerée matin et soir.

Pastilles du D. Jobard, 1 toutes les 2 heures.

Pilules incisives du D. Leroux, 3 à 4.

Poudre pectorale de Wedelius, 1 à 2 scrupules.

—— anti-catarrhale de Vienne, 1 à 2 gros.

Beurre de cacao, 2 à 4 gros, mêlé avec le sucre.

Sucre rosat, 1 à 6 gros.

—— *d'orge*, *de pommes*, ad libitum.

22

Pâte de guimauve, de dates, de sucre de raisin, idem.

Suc de réglisse de Blois, de réglisse anisé, de réglisse blanc, idem.

Crême pectorale de Tronchin, idem.

Pilules de cynoglosse, 3 à 6 grains.

Pilules balsamiques de Morton, 1 à 6 grains.

Sirop de Willis, 1 cuillerée matin et soir.

Gelée de chou rouge, 2 à 4 onces.

Marmelade de Tronchin, 1 once et demie par cuillerées d'heure en heure.

Poudre d'Ower, 1 demi-gros.

Potion de M. Jeanroy, 6 cuillerées à café.

Crême pectorale du D. Jeannet des Longrois, par cuillerées à café toutes les demi-heures.

ROUGEOLE.

Emulsion d'amandes, 3 à 4 onces, avec un peu de sirop de pavot.

Eau générale, 2 à 4 gros.

Baume de Vinceguerre, 8 à 10 gouttes, sur un morceau de sucre.

Essence alexipharmaque de Stahl, 20 à 30 gouttes.

SCIATIQUE. (*Voyez* RHUMATISME.)

SCORBUT.

Tisane de raifort, de cochléaria, de cresson, depuis un verre jusqu'à une pinte.

Décoction de bourgeons de sapins, 1 pinte par jour.

Conserve anti-scorbutique du D. Selle, 2 à 3 gros.

Eau de Beaufort, 4 gros à 1 once, dans un véhicule approprié.

Elixir anti-scorbutique du D. Selle, 2 cuillerées par jour.

—— *anti-scorbutique de Boerhaave*, 1 à 2 gros, dans une tisane.

Potion anti-scorbutique du D. Franck, par cuillerées toutes les demi-heures.

Vin anti-scorbutique, 4 à 6 onces le matin à jeun.

Gouttes anodynes anglaises, 10 gouttes à 1 demi-gros.

—— *céphaliques anglaises*, idem.

Esprit volatil et aromatique de Sylvius, 6 à 30 gouttes.

Teinture de gomme laque, 10 gouttes à 1 demi-gros.

Extrait de cresson, 12 grains à 1 demi-gros.

—— *de fumeterre*, 24 grains à 1 gros.

Esprit de cochléaria, 15 gouttes à 1 gros.

*Sirops de cochléaria , de cresson , de cer-
feuil , anti-scorbutique*, 2 gros à 1 once
et demie.

Conserve de cochléaria , 1 à 6 gros.

Pilules de panacée mercurielle , 6 grains à
1 scrupule.

Sirop du D. Portal , 1 once.

—— *dépuratif de Majault ,* 1 à 2 onces.

Bière anti-scorbutique , 2 verres par jour.

Pastilles d'enula campana , 1 demi-once
par jour.

SCROFULE. (*Voy*. CANCER et ECROUELLES.)

SPASMES.

Extrait de safran , 4 à 24 grains.

—— *de Valériane ,* 12 à 48 grains.

Musc , 1 à 3 grains.

Eau de menthe composée , 1 à 4 gros.

—— *générale ,* 2 à 4 gros.

Ether sulfurique , 12 à 24 gouttes , sur
un morceau de sucre.

Poudre anti-spasmodique , 1 scrupule à
1 gros.

Bols anti-spasmodiques de Buchan , 6 par
jour.

Julep musqué de Fuller, 2 à 6 onces.

Pilules sthéniques de Brown, 1 à 2 le matin.

Teinture nervino-tonique de Berlin, 1 à 2 gros.

Poudre de guttete, 2 grains à 1 gros et demi.

—— *d'or de Zell*, 6 grains à 1 scrupule.

Extrait d'armoise, 12 grains à 1 demi-gros.

Huile volatile de succin, 10 à 12 gouttes.

Ether sulfurique, 10 à 30 gouttes.

Ether muriatique, 10 à 30 gouttes.

Teinture de Bestucheff, 15 à 40 gouttes.

Ether acétique ferré de Klaproth, 15 à 40 gouttes.

Poudre anti-spasmodique de Stahl, 30 grains matin et soir.

Eau éthérée camphrée du D. Chaussier, par cuillerées, avec du sirop de fleurs d'orange.

STRANGURIE. (*Voyez* Dysurie.)

SYNCOPE. (*Voyez* Défaillance.)

Teinture de castoreum, 1 ou 2 cuillerées à café.

Confection alkermès, 1 scrupule à 1 gros.

Eau de la reine de Hongrie, 10 à 12 gouttes.

TEIGNE.

Extrait de houblon, 24 grains à 1 demi-gros.
—— *de scabieuse*, 6 à 24 grains.
Confection hamech, 1 gros à 1 once, comme
 purgatif.
Pilules de panacée mercurielle, 6 grains à
 1 scrupule.
Remède de Barlow,
Remède du D. Bicker, (1).

TUMEURS SQUIRRHEUSES.

Pilules mercurielles, 2 à 3 par jour.
Sirop de salsepareille, 1 once à 1 once et
 demie.
Extrait de ciguë, 2 à 3 grains. On augmente
 la dose graduellement tous les jours (2).

ULCÈRES INTÉRIEURS.

Térébenthine cuite, 1 scrupule à 1 gros ,
 en pilules.
Baumes de la Mecque, du Pérou, de Tolu,
 idem. (3).

---

(1) *Voyez* la Table des Maladies externes.
(2) *Idem*.
(3) *Idem*.

VAPEURS, MALADIES DE NERFS, NÉVROSES.

Elixir de vitriol, 15 à 30 gouttes.

Crême de tartre soluble, 1 gros à demi-once, dans de l'eau de gruau.

Pilules nitreuses camphrées, 10 à 30 grains.

Musc, 5 à 20 grains.

Gouttes anodynes d'Angleterre, 10 gouttes à 1 demi-gros.

Poudre anti-spasmodique, 1 scrupule à 1 gros.

—— *de guttete*, 2 grains à 1 gros et demi, suivant l'âge du malade.

VAPEURS HYSTÉRIQUES.

Pilules d'assa-fœtida, 8 à 16 grains, en deux fois par jour.

Elixir de propriété de Paracelse, 6 gouttes à 1 demi-gros.

Esprit volatil et aromatique de Sylvius, 6 à 30 gouttes.

Extrait d'armoise, 12 grains à 1 demi-gros.

—— *de valériane*, 12 à 48 grains.

Eau de menthe composée, 1 à 4 gros.

Eau générale, 2 à 4 gros.

Sirop d'armoise, 2 gros à 1 once et demie.

Electuaire de baies de laurier, 1 scrupule à 2 gros.

Pilules hystériques, 6 grains à 1 demi-gros.

Bols anti-spasmodiques de Buchan, 5 à 6.

Pilules anti-hystériques du D. Selle, 5 à 8 matin et soir.

Teinture de suie, 15 à 30 gouttes.

Essence anti-hystérique de Lemort, 20 à 40 gouttes.

VENTS. (*Voyez* FLATUOSITÉS.)

VÉROLE, SYPHILIS.

Sirop de cuisinier, 2 gros à 1 once et demie.

———— *de Bellet*, 2 gros à 1 once.

Pilules de Beloste, 2 à 3 par jour.

Liqueur de Wansvieten, 1 cuillerée à café dans une boisson appropriée.

Pilules mercurielles, 2 le matin, 2 le soir.

Dragées de Kayser, idem.

Pilules du D. Sedillot, idem.

Sirop de salsepareille, 2 gros à 1 once et demie.

Rob anti-syphilitique, 1 à 2 onces.

Liqueur de Pressavin, 3 à 4 petits verres par jour.

Tisane de vinache, 3 à 4 verres.

Tisane de Seltz, 1 pinte par jour.

Eau oxigénée d'Allyon, 2 ou 3 verres le matin.

Mercure soluble d'Hahnemann, 1 à 6 grains.

Pilules mercurielles de Brugnatelli, 2 à 4.

—— *de Plenk*, 4 à 6.

VERS INTESTINAUX.

Huile de ricin, 1 demi-once à 2 onces, avec sirop de limon.

Pilules de Smacker, 6 le matin et le soir.

Opiat vermifuge de N..., 1 demi-once à 1 once.

Potion du D. Macartan, en deux fois à 1 heure de distance.

Eau bouillie sur du mercure; on met une once de mercure dans une chopine d'eau.

Extrait d'absinthe, 12 grains à 1 gros.

Sirop d'absinthe, 2 gros à 1 once et demie.

—— *de fleurs de pêcher*, idem, comme purgatif.

—— *vermifuge et purgatif*, 2 gros à 1 once et demie.

Sucre vermifuge, 6 à 24 grains.

Poudre vermifuge, 6 grains à 1 gros.

Tablettes de rhubarbe, 1 à 4 gros.

Pilules de Beloste, 2 à 3 par jour, 6 à 8
  pour purger.
Biscuits vermifuges, 1 par jour.
Poudre de Bouvard, 12 grains.
Remède de Mme Nouffer.
Mousse de Corse en gelée, 3 cuillerées par
  jour.
Vin d'absinthe, 2 à 6 onces à jeun.
Baume de vie de Lelièvre, 1 à 3 cuillerées.
Extrait d'aristoloche, 12 grains à 1 demi-
  gros.
——— *de petite centaurée*, idem.
——— *de gentiane*, 24 grains à 1 gros.
——— *de rhubarbe*, 12 grains à 1 demi-gros.
——— *d'aloès*, 4 à 8 grains.
Pilules de panacée mercurielle, 6 grains à
  1 scrupule.
Poudre d'étain, 2 scrupules à 1 gros.
Pastilles vermifuges, 2 par jour.
Elixir viscéral d'Hoffmann, 1 à 2 gros.
Electuaire anthelmintique de Vogler. (*Voyez*
  la Formule, page 40).
Pastilles vermifuges de Barthez, 1 à 2 par
  jour.

VOMISSEMENT.

Esprit carminatif de Sylvius, 12 gouttes
  à 1 gros.
Conserve de roses, 2 gros à 1 once.
Poudre diarrhodon, 12 grains à 1 gros.
——— *astringente*, idem.
Opiat de Salomon, 1 scrupule à 2 gros.
Potion de Rivière, en deux doses.
Vin de quinquina, 1 à 3 onces.
Elixir de vitriol, 15 à 20 gouttes dans un
  verre de vin.

MÉMORIAL

PHARMACEUTIQUE

DES MÉDICAMENS EXTERNES.

ABCÈS.

>*Cataplasme émollient*, de farine de lin et
>de racine de guimauve.
>*Pulpe d'oignon cru.*
>*Onguent de la mère.*
>—— *basilicum.*
>*Baume de Geneviève.*

APHTHES.

>*Liqueur du D. Swediaur.*
>*Mixture de Boyle.*
>*Vinaigre camphré.*

APOPLEXIE.

>*Baume nerval.*
>—— *opodeldoch.*

BLESSURES. (*Voyez* PLAIES.)

BLENNORRHÉE REBELLE.

Injection du D. Clare.
—— *astringente.*
—— *de J. Hamilton.*
—— *de nitrate d'argent,* (étendu d'eau).
—— *de liqueur de Wansvieten,* (étendue
d'eau.

BRULURES.

Cérat de Turner.
Onguent blanc camphré de Vienne.
—— *populeum.*
—— *de blanc rhasis.*
Baume de Geneviève.
Eau d'alibour.
Savon ammoniaco-calcaire.

BUBONS (FAUX.)

Emplâtre de ciguë.
—— *des quatre fondans.*

BUBONS VÉNÉRIENS.

Cataplasme d'oignons de lis, mêlés de basilicum.
Emplâtre de Vigo cum mercurio.

*Emplâtre de savon saupoudré de sel am-
moniac.*
—— ammoniaco mercuriel du D. Selle.

CANCERS.

Cataplasme de carotte pulpée.
Emplâtre de ciguë.
—— de Vigo cum mercurio.
Onguent populeum.
Teinture de muriate de fer.
Poudre de Pluncquet.
—— arsenicale de Justamond (1).

CARNOSITÉS DANS LE CANAL DE L'URÈTRE.

Bougies et sondes de gomme élastique.
Bougies emplastiques de Daran.

CAUTÈRES.

Toile de mai.
Papier à cautère.
Sparadrap de Gauthier.

______

(1) Il ne faut employer cette poudre et l'onguent arsénical du F. Cosme qu'avec précaution sur de petits ulcères, et à très-petites doses. On a vu des empoisonnemens causés par ces topiques.

CEPHALALGIE, MAL DE TÉTE, MIGRAINE.

Frontal hypnotique.
Baume hypnotique.
Tabac des Vosges.
Poudre capitale de Saint-Ange.
Eau pour la migraine.
Essence du D. Ward.

CHANCRES. (*Voyez* ULCÈRES VÉNÉRIENS.)

CLOUS, FURONCLES.

Emplâtre de Richter.
—— fondant de la Mothe.
—— de Canet.

CONTUSIONS, FOULURES, MEURTRISSURES, ENTORSES.

Baume de Geneviève.
—— d'arcœus.
—— vulnéraire.
—— opodeldoch.
—— nerval.
Eau d'alibour.
Fomentation de Richter.
—— de Justamond.

Fomentation aromatique, décoction d'absinthe, de laurier et de romarin.
Onguent blanc camphré de Vienne.
—— *de scarabées.*
Fomentation de Bryone, décoction de racine de Bryone, avec addition de vinaigre et de sel marin.
Emplâtre d'André de Lacroix.
—— *de bétoine.*
—— *divin.*
Essence du D. Ward.
Eau-de-vie camphrée.
Esprit de Mendererus.
Liniment volatil.
Esprit aromatique de Sylvius.

COQUELUCHE.

Liniment d'ail.
Pommade du D. Autenrieth.

CORS AUX PIEDS.

Emplâtre de cire verte.
—— *de diachylon.*

COUPS A LA TÊTE.

Eau de Bonferme, respirée et mise sur des compresses.
Fomentation de Richter.

CREVASSES DU SEIN ET DES MAINS.
(*Voyez* Gerçures.)

Huile d'œuf, en liniment.
Onguent populeum.

DARTRES VIVES.

Cataplasme de pulpe de carottes.
Onguent de nicotiane.
Emplâtre de savon et de bétoine, placé entre les deux épaules pour les dartres au visage.
Bains sulfureux.
Pommade oxigénée.

DÉFAILLANCE.

Eau de Luce.
Ammoniaque liquide.
Ether.
Vinaigre radical.
} à respirer.

DOULEURS DES ARTICULATIONS.

Baume d'acier.
—— *opodeldoch.*
—— *nerval.*
Huile de laurier.
Onguent rosat.

ÉCROUELLES. (*Voyez* TUMEURS SCROFU-
LEUSES, ULCÈRES SCROFULEUX.)

ÉCORCHURES LÉGÈRES.

Eau végéto-minérale.
Poudre de lycopodium.
Farine de tan.

ENGELURES.

Onguent du D. Swediaur.
Pommade pour les engelures.
Teinture de mastic composée, pharma-
copée autrichienne.
Liqueur du D. Swediaur.
Solution de sulfate acide d'alumine.
Décoction de Jusquiame.
Cérat de Turner.
Onguent de Tuthie.
Emplâtre de céruse.
Baume de Geneviève, lorsqu'elles sont
ulcérées.
Baume tranquille.

ENGORGEMENS GLANDULEUX, GOI-
TRES. (*Voyez* GLANDES.)

Collier du D. Morand.

Emplâtre de savon saupoudré de sel am-
  moniac.
Gelée de fucus de Russel.
Emplâtre fondant de Lamothe.

ENGORGEMENS LAITEUX.

Esprit volatil de sel ammoniac, (étendu
  d'eau).
Liniment volatil.
Fomentation de Justamond.

ENTORSES. (*Voyez* CONTUSIONS.)

ESQUINANCIE.

Baume tranquille de Chomel, en frictions
sur le col.

EXCROISSANCES DE CHAIR, CHAIRS BAVEUSES DES ULCÈRES.

Alun calciné en poudre.

FAIBLESSE MUSCULAIRE.

Baume saxon.
——— *de Fioraventi.*
——— *opodeldoch.*
——— *nerval.*
——— *de vie d'Hoffmann.*

Eau de magnanimité.
Baume vulnéraire.
Onguent martiatum.
Emplâtre oxycroceum.
———— *styptique de Crollius.*
Eau-de-vie camphrée.

FAIBLESSE DE L'OUIE.

Baume acoustique, huile acoustique, en injection.

FAIBLESSE DORSALE.

Emplâtre styptique de Swediaur.

FAIBLESSE DES ORGANES DE LA GÉNÉRATION.

Lotions d'eau froide.

FISTULE A L'ANUS.

Onguent populeum.
Opiat ou pâte du D. Ward.

FOULURES. (*Voyez* Contusions.)

FURONCLES. (*Voyez* Clous.)

GALE.

Onguent citrin mercuriel.
Poudre antipsorique.

Soufre lavé, partie égale avec de l'axonge
pour former une pommade.
Lotion du D. Ranque.
Infusion de racine de veratrum, eau mer-
curielle, en lotions.

GANGRÈNE.

Baume opodeldoch.
—— *d'arcœus.*
—— *de styrax.*
—— *de Geneviève.*
Onguent égyptiac.
Emplâtre de Nuremberg.
Teinture de quinquina.
Vinaigre camphré.
Emplâtre de thériaque.
Onguent basilicum, (étendu avec l'huile de
térébenthine).

GERÇURES, RIDES, CREVASSES.

Baume de Fourcroy.
Cérat de Turner.
Pommade en crême.
—— *de concombre.*
—— *de limaçons.*
—— *pour les lèvres.*

Cérat de Gallien.
Huile d'œufs.

GLANDES ENGORGÉES, LOUPES, GOITRE. (*Voyez* Tumeurs.)

Emplâtre diabotanum.
—— *de ciguë.*
Baume tranquille de Chomel.
Collier de Morand.

GONORRHÉE.

Injection calmante.
—— *tonique.*
—— *astringente.*
—— *du D. Pringle.*
—— *du D. Young.*
Solution de pierre admirable.

GOUTTE. (*Voyez* Rhumatismes.)

Baume d'acier.
—— *tranquille.*
—— *sinapismes.*

HÉMORRAGIES.

Agaric de chêne.
Poudre de vernix.
Poudre styptique de Colbatch.

HÉMORROÏDES.

Beurre de cacao, en suppositoires.
Onguent de Montpellier.
Opiat ou pâte du D. Ward.
Lotion de zinc camphré.
Onguent populeum, ou *onguent rosat* (1)

HYDROPISIE.

Onguent d'arthanita.

INFLAMMATION DE LA PEAU, DÉ-MANGEAISONS.

Pommade en créme.
Cérat opiacé.
Onguent de pompholix.
Lotion d'opium.
Eau de Goulard.

LEUCORRHÉE, FLUEURS BLANCHES.

Injection de Pringle.
———— *de Young.*
Emplâtre styptique du D. Swediaur, ap-pliqué sur les reins.

---

(1) Liniment composé de *populeum*, 2 onces; *lau-danum*, 4 gros, *jaune d'œuf*, n° 2.

LUXATIONS. (*Voyez* Contusions.)

Baume nerval.
—— opodeldoch.
Emplâtre d'André Delacroix.
—— oxycroceum.
Fomentation aromatique.
Eau-de-vie camphrée.

MAL D'AVENTURE. (*Voyez* Clous, Panaris.)

MAL DE TÊTE. (*Voyez* Céphalalgie.)

OBSTRUCTIONS.

Onguent d'Agrippa.
Emplâtre de ciguë.

ODONTALGIE, MAL DE DENTS.

Elixir odontalgique de Leroy.
Esprit de cochléaria.
Mixture pour les dents.
Laudanum.
Opium gommeux, appliqué sur la carie.

OPHTHALMIES, MALADIE DES PAU-PIÈRES.

Eau fortifiante de Selle.
Collyre d'Helvétius.
Collyre de scarpa.
—— *de Janin.*
—— *de Gimbernat,* pour les taies.
—— *de Brun.*
Pommade de Grand-Jean, comme épispas-tique, derrière les oreilles.
—— *de Janin.*
—— *de Lyon.*
—— *de Desault.*
Onguent de Tuthie.

PANARIS, MAL D'AVENTURE.

Baume de Geneviève.
Onguent de Lamothe.

PARALYSIE ET LÉTHARGIE.

Baume opodeldoch.
—— *nerval.*
Huile de laurier.
Eau de Barnaval.

Teinture de cantharides.
Liniment stimulant anglais.

PLAIES SIMPLES ET RÉCENTES.

Emplâtre de caoutchoux.
—— diapalme.
—— de mucilage.
Emplâtre de minium.
Eau styptique.
Emplâtre agglutinatif.
Essence vulnéraire.
Eau rouge pour les plaies.
Eau de boule.
Baume de Geneviève.
—— du commandeur.
Poudre de Vernix.
Baume de Lucatel.
Onguent basilicum.
—— nutritum.
—— de la mère.
—— de Vigo simple. } (1)

PLAIES ANCIENNES.

Mondificatif d'ache.

----

(1) Pour exciter et entretenir la suppuration.

Onguent de pompholix.
Baume d'arcæus.
Onguent de styrax.
Cérat de Saturne.
Onguent de blanc rhasis.
Eau alumineuse de Bates.

PLAIE A LA TÊTE.

Emplâtre de bétoine.

PLAIE FONGUEUSE.

Alun calciné, ou *précipité rouge*, mêlé à l'emplâtre.

PLEURÉSIE.

Onguent d'althœa, appliqué sur le côté.

POIREAUX.

Emplâtre de cire verte.

POUX, VERMINE.

Onguent gris, étendu avec de la pommade.
Poudre de staphisaigre.

RHUMATISMES.

Baume opodeldoch, en frictions.
—— *anodyn de Bates*, idem.
Huile de laurier.

SCIATIQUE.

Mondificatif d'ache.
Teinture de cantharides.
Baume nerval.
Emplâtre de bétoine.
Savon de Starkey.
Liniment volatil.
Emplâtre de poix de Bourgogne.
Onguent martiatum.
Cataplasme ischiadique de Willis.
Liniment de Mastard.
—— de Ferrier.
Eau de goudron.
Eau de M. Lepremier.

SPASME.

Liniment du D. Selle.

STRANGURIE.

Injection huileuse.
Bougies adoucissantes.

TAIE SUR L'ŒIL.

Collyre de Gimbernat.

TEIGNE.

Infusion de racine de veratrum, en lotion.
Lotions d'eau de savon.
—— d'eau de chaux.
Emplâtre de poix noire, comme épilatoire.
Alun calciné, sur les bords baveux.
Sulfate de cuivre, idem.
Remède du D. Bicker.

TUMEURS.

Emplâtre de Canet.
Onguent de Bryone.
Emplâtre de bétoine.
—— de mélilot.
—— de ciguë.
—— de savon.
—— de diachilon.
—— divin.
—— de manus dei.
—— de Vigo simple.
—— de Fouquet.

TUMEURS INFLAMMATOIRES.

Cataplasmes émolliens.
Embrocations huileuses.

T TUMEURS SYPHILITIQUES.

Huile de laurier.
Onguent de Nicotiane.
Emplâtre de Vigo cum mercurio.
—— ammoniaco-mercuriel du D. Selle.

T TUMEURS SQUIRRHEUSES.

Emplâtre de Belladone.

T TUMEURS SCROFULEUSES.

Onguent martiatum.
—— de styrax.
—— digestif.
Onguent basilicum aiguisé par le précipité rouge.
Emplâtre de ciguë.
—— magnétique.
Esprit volatil aromatique de Sylvius.

ULCÈRES.

Baume de Geneviève, appliqué sur un papier brouillard.
Cérat de Pott.
Ceromel du D. Aitken.
Eau d'arquebusade de Theden.

Emplâtre fondant de Lamothe.
—— *de Fouquet.*
—— *de l'abbé Doyen.*
Huile verte de Metz.
Onguent de Ricour, (quand ils sont indolens).
—— *de l'abbaye du Bec.*
Baume de Lucatel.
Onguent de nicotiane.
Mondificatif d'ache.
Onguent égyptiac.
Emplâtre de blanc de baleine.
—— *magnétique.*
—— *de diapalme.*
—— *de minium*
—— *de Nuremberg.*
—— *de blanc de céruse.*
Eau d'alibour.

ULCÈRE CANCÉREUX.

Poudre de Rousselot.

ULCÈRE BENIN.

Eau de Goulard.
Céromel du D. Aitken.

¶ ULCÈRE D'UN MAUVAIS CARACTÈRE.

Lotion camphrée.
Liniment arsenical (1).
Solution de sublimé corrosif.
Poudre arsenicale de Justamond.
———— arsenicale de Plancquet.
———— anti-carcinomateuse du Fr. Cosme.
Dissolution de muriate de cuivre ammoniacé.
Solution de nitrate d'argent étendue.
Eau de chaux en lotions.
Poudre de charbon.

¶ ULCÈRE SCROFULEUX.

Eau phagédénique.

¶ ULCÈRE SCORBUTIQUE.

Eau-de-vie camphrée.

¶ ULCÈRE PUTRIDE DE LA GORGE.

Teinture d'arnica, en gargarisme.

¶ ULCÈRES VÉNÉRIENS.

Onguent brun.
Eau de chaux.
———— mercurielle.
———— phagédénique.

----

(1) Arsenic blanc 2 grains, huile d'olive 1 once.

VAPEURS HYSTÉRIQUES.

Baume hystérique, en frictions.
Emplâtre anti-hystérique.

VÉROLE.

Onguent napolitain, en frictions.
*Emplâtre ammoniaco-mercuriel du D.
Selle.*
Pommade mercurielle de Cirillo, en frictions.

VERS INTESTINAUX.

Cataplasme anti-helmintique.
Onguent d'arthanita.

C.

D.

E.

F.

G.

H.

I.

J.

L.

R.

S.

T.

TABLE

DES MALADIES.

A.

B.

C.

G.

H.

N.

R.

S.

T.

FIN.

publié le 1er de chaque mois, par cahier de trois feuilles in-8°, avec des gravures, et une couverture imprimée, contenant la table des matières de chaque livraison, etc.

Le prix de la souscription pour les douze cahiers, rendus francs de port par la poste dans tout l'Empire français, est de 12 fr.—Pour les pays hors de France, on ajoutera 2 fr.

Première, seconde et troisième année (1809, 1810 et 1811), formant trois forts volumes in-8°, en caractère de philosophie, avec des gravures. — Brochés avec couverture imprimée, et étiquetés, 30 fr., et francs de port par la poste, 36 fr.—On peut demander chaque année séparément. — Il ne reste qu'un très-petit nombre de collections.

Coup-d'œil physiologique sur la Folie, ou Réflexions et Recherches analytiques des causes qui disposent à cette maladie et sur celles qui la déterminent et l'entretiennent; suivies des méthodes qu'il faut employer dans son traitement en raison des causes, etc.; par *P.-A. Prost,* docteur en médecine, brochure in-8°. Prix, 1 fr., et franc de port 1 fr. 15 c.

Coup-d'œil (deuxième) sur la Folie; par le même; broch. in-8°. Prix,1 fr. 50 c., et franc de port 1 fr.75 c.

Coup-d'œil (troisième) sur la Folie; par le même; brochure in-8°. Prix, 1 fr. 50 c., et franc de port 1 fr. 75 c.

De la Goutte et du Rhumatisme, par le docteur *Giannini;* traduit de l'italien par M. *Jouenne.* Extrait de l'ouvrage italien intitulé : *Traité de la nature des fièvres.* Un vol. in-12. Prix, 3 fr., et franc de port 3 fr. 75 c.

Des Maladies de la Vessie et du Méat urinaire chez les personnes avancées en âge; par M. *Nauche,* médecin, membre et ancien président de la Société galvanique, etc. Un vol. in-12. Prix, 2 fr. 50 c., et 3 fr., franc de port.

Dictionnaire de Chimie, contenant la théorie et la pratique de cette science , son application à l'histoire naturelle et aux arts ; par *Charles Louis Cadet.* Quatre vol. in-8°. Prix, 24 fr. , et franc de port 3o fr.

Dictionnaire de Chimie ; par *Martin-Henri Klaproth ,* et par *Frédéric Wolff,* traduit de l'allemand , et accompagné de notes, par *C.-J.-B. Bouillon-la-Grange,* et par *A. Vogel.* Quatre vol. in-8°. Prix, 25 fr. , et franc de port 33 fr.

Discours sur la réunion de l'utile à l'agréable, même en médecine ; par M. le docteur *Menuret ,* précédé d'un Avant-Propos et de quelques Considérations sur l'état de la Médecine et des Médecins en France. Broch. in-8°. Prix , 1 fr. , et franc de port 1 fr. 15 c.

Manuel des Goutteux et des Rhumatisans , Recueil des principaux remèdes rationnels , empiriques , curatifs et préservatifs de ces maladies ; par *Alphonse Leroy.* Ouvrage au moyen duquel on peut prévenir les accès de ces maladies et empêcher leur retour ; in-18. Prix , 1 fr. , et franc de port 1 fr. 25 c.

Mémoire sur l'Epidémie de Fièvres intermittentes adynamico-ataxiques, qui a régné sur les villages de Vernois, Rozière , St.-Mariel, Montigni-lès-Cherlieux, département de la Haute-Saône , vers la fin de l'été de 1806 ; précédé d'un Précis de la topographie médicale de ces campagnes , pour servir à la description de la maladie , et suivi des réflexions pratiques de l'auteur sur les bons effets de l'arsenic dans le traitement des fièvres intermittentes ; par *P.-Cl. Colombot,* (de Besançon), de la faculté de Paris, ancien chirurgien d'hôpitaux militaires , etc. ; in-8°. Prix, 1 fr. 5o c. , et franc de port 1 fr. 75 c.

Nouvelles recherches sur la rétention d'urine , par rétrécissement organique de l'urètre ; par *J. Nauche; troisième édition ;* in-8°. Prix, 2 fr. 25 c. , et franc de port 2 fr. 8o c.,

Pharmacopée générale à l'usage des Pharmaciens et des Médecins modernes, ou *Dictionnaire des préparations pharmaceutico-médicales simples et composées et les plus usitées de nos jours, suivant les nouvelles théories chimiques et médicales ;* par *L. V. Brugnatelli*, médecin de Pavie ; traduit de l'italien par *L. A. Planche*, auquel le traducteur a joint un appendice contenant différentes préparations pharmaceutiques. Deux vol. in-8°, avec le portrait de l'Auteur, et cinq planches gravées. Prix, 10 fr. 5o c., et franc de port 13 fr.

Plantes usuelles, indigènes et exotiques, dessinées et coloriées d'après nature, avec la description de leurs caractères distinctifs et de leurs propriétés médicales, ouvrage utile aux médecins, aux chirurgiens, aux pharmaciens, aux amateurs de botanique, aux agriculteurs, etc. ; par *Joseph Roques*, docteur en médecine, de l'ancienne Faculté de Montpellier, etc. *Deuxième édition*. Deux vol. in-4° sur beau papier, cartonnés. Prix, 15o fr., et en papier vélin, 3o8 fr.

Pyréthologie méthodique, de *Selle*, médecin du roi de Prusse, traduite du latin sur la troisième et dernière édition ; par *J. Nauche*, médecin, etc. ; avec des notes du traducteur et de M. *Chaussier*, de l'Institut de France ; professeur de l'Ecole de Médecine de Paris. Un vol. in-8°. Prix, 4 fr. 5o c., et franc de port 6 fr.

Tableau historique des maladies internes de mauvais caractères qui ont affligé la Grande-Armée dans la campagne de Prusse et de Pologne, et notamment de celles qui ont été observées dans les hôpitaux militaires, et les villes de Thorn, Bromberg, Fordon et Culm, dans l'hiver de 18o6 à 18o7, le printems et l'été de 18o7 ; suivi de réflexions sur les divers modes de traitement de ces maladies par les médecins français et allemands ; par *N.-P. Gilbert*, médecin en chef de l'armée, etc. ; in-8°. Prix, 2 fr., et franc de port 2 fr. 5o c.